ぼくらの中の「トラウマ」

いたみを癒すということ

青木省三 Aoki Shozo

JN038853

★——ちくまプリマー新書

342

目次 * Contents

イラスト●大高郁子

はじめに

　生きていると、毎日、いろいろな出来事が起こる。大きな出来事もあれば、小さな出来事もあるが、僕たちは、日々、それに向き合いながら、生きている。その中には、心にいたみをもたらす出来事もある。その大きなものは心の傷となり、その人を悩ませ、苦しませることもある。

　心の傷の一例を出してみよう。僕のことだ。大学二年の時に車にはねられたことがあった。友人のバイクの後ろに乗り、大学に出かけるところだった。直角に交わる道で、車がやってくるのが見え、「あ、あ、あ……」と声を出しているうちに車と衝突しはねられた。一瞬のことであった。救急車で、近くの救急病院に運ばれ、頭や手足のけがの治療のため一カ月ほど入院した。その後、車やバイクが恐くて、近づけなくなってしまった。車の多い通りに出ることもできなくなった。身体が強張《こわば》って動かない。もう一生、車やバイクに乗れないのではないか、と絶望的な気持ちになった。ぶつかる場面を映画のワンシーンのように何度も繰り返し思い出した。車が見えてぶつかるまで一、二秒のことなのだが、はね飛ばされて田んぼに落ちるところまでをはっきり思い出す。ゆっくりとスローモーション・ビデオを見るような感じであった。そのシーンを不意に思い出し、不安と恐怖を感じるのが、一年近く続いただろうか。どうしても車に乗らなくてはいけない時には、身体はがちがちで、どこかを強い力で握りしめながらではあるが、なんとか乗れるようになった。車に乗るのが恐くなくなったのは、ずいぶん先のことだったように思う。

その時の一カ月の入院生活は、突然、全くの異世界に来たようだった。確かに痛みは続いているし、やむをえなかったが、自由に行動することができない窮屈な生活だった。大部屋で、入院している他の患者さんとの付き合い方もわからなかった。皆、年配の人たちであった。しばらくすると目に見えるケガはよくなったが、頭や身体が重くしんどくボーっとする感じが続いて、よくなったように感じられなかった。何とか退院をして久しぶりに登校すると、以前と変わらずに大学はあり、普通に学校生活が続いていたのが不思議であった。友人たちは「大変だったな」と迎えてくれ、早速、僕の慰労会を開いてくれた。そして食べたり飲んだりしているうちに、いつもの日常生活という感覚が戻った。

その後、気持ちも身体も少しずつ元気になっていった。事故を繰り返し思い出すことは続いたが、僕の学生としての変わらない日常生活が続いたことが何よりもよかったように思う。交通事故という出来事に対して、僕の身体も脳も心も、大変なショックを受け反応したのだ。あの時、友人たちの存在やふつうの日常生活がなければ、この反応はもっと長引いたかもしれない。

このように恐い出来事によってできる心の傷のことをトラウマという。僕のはトラウマと言っても、比較的軽いものだ。現実には、もっと大きな命を脅かすような出来事が起こる場合や、大きな出来事が繰り返し起こることがある。それは本当に大変なことだ。

心の傷から流れだす血は目には見えない。その人の心はいたんでいるのだが、周囲の人にはわからないことが多い。多くの人が心のいたみを口にせず、口にするのはいけないことだと思っていたりする。それだけでなく、自分は弱い人間だ、自分はダメな人間だと責めていたりする。だけど、弱い人間でも、ダメな人間なのでもない。それは、心の傷がいたんで出血しているのだ。そのことをその人だけでなく、周囲の人たちにもわかってほしい。身体の傷が消毒や処置で癒《い》えるように、心の傷も心への消毒と手当があれば癒えることを知ってほしい。心の傷から血が流れだしているのに気付き、手当をすることが大切なのだ。

本書のねらいは、人生の大変な出来事と、それに対する心のいたみ、トラウマについて、少し距離をおいて冷静に眺め、どう対処したらいいか、読者の皆さんと一緒に考えたいというものだ。先ほどのエピソードで言えば、病室で悶々《もんもん》としていたとき、僕は出来事を冷静には捉えることができなかったが、学生生活に戻ったときには、少し落ちついて考えられるようになった。冷静に眺めると、こんな時はこうしたらどうだろうかと作戦を立てることもできる。

そして本書の前提は、人は皆、大なり小なりトラウマをかかえながら生きているということだ。僕にはトラウマのない人というのは想像できない。ただ、大きなトラウマはやはり大変だ。トラウマが癒えるために、本人にも気をつけてほしいことがあるし、周囲の人の理解と支援がとても大切になる。

同時に、トラウマという言葉には慎重でありたいと思っている。トラウマは日常用語のように浸透しており、使われている。そういったことへの問題意識から、トラウマという言葉は、本当に大きなトラウマ（といってもこれを定義するのがなかなか難しいのだけれど）だけに限ろうと考えている専門家も多い。心の病気と考えられ、治療を要する重いトラウマ反応と、誰でも経験する軽いトラウマ反応とは区別したほうがいいという考えからだ。身体の傷でも大ケガと擦り傷ではダメージが違うのと一緒だ。

だが、本書では、トラウマを大きなものから小さなものまで広く捉えている。出来事やトラウマの大小や、トラウマ反応の重い軽いの区別が難しいこともあるが、重いトラウマ反応からの回復の経験が、軽いトラウマ反応からの回復にも役立つと考えるからだ。

トラウマを完全に無きものにするのは難しい。しかし、今、トラウマに苦しんでいる人には、それを少しずつ和らげる、さまざまなやり方があるのを知っていただきたい。

トラウマとうまくつきあい、少しでもうるおいのある平和な生活を送っていただきたい。苦しんでいる人を支援する人たちにも、さまざまなやり方があるのを知っていただきたい、というのが僕の切なる願いである。

本書の副題が「いたみを癒《いや》すということ」となっているが、実は僕は「癒し」という言葉が、あまり好きではない。「癒し」ブームというような、世の中の「癒し」の乱発に、そんなに簡単に「心は癒せるものではない」と思ってきたし、日々、いろいろな人に出会いながら、やはり人の心の傷、トラウマはそんなに簡単には癒えるものではないと感じている。だが、本書ではあえて「癒す」という言葉を使った。それは、「ゆっくりと癒えてほしい」「こじらせずに癒えてほしい」という願いをこめてのことである。そのためにできることを、僕なりに書いてみた。「癒す」ための特効薬はないと、僕は思っている。劇薬で一気に治すのではなく、安全で安心できる生活を送るあるいは提供するというような、地道なことをコツコツと続けていくようなものではないかと思う。例えば、風邪をひいたときは、暖かくして身体を休め、栄養のあるものを食べて体力をつける、養生が大切となる。心の傷、トラウマも同様で、「癒える」ための日々の過ごし方、養生が大切になると考えている。それが本書の「癒す」ということだ。

全体の構成を紹介しておこう。

この「はじめに」は、本書の説明、読み方を書いている。

「第1章　トラウマ反応で起きること」では、トラウマという心の傷からどのようなことが起こってくるのかを書いている。今まで気づかなかったが、ここに挙げられた例に触れ、思い当たることがあるのではないかと思う。当人が意外に気づきにくいものなのだ。

「第2章　トラウマとは何か」では、トラウマ反応には、病気と考えられる重いものから、誰でも経験したことがあるような軽いものまで、いろいろとあることや、そもそもどのような出来事がトラウマとなるのか、そのメカニズム、トラウマ反応を起こす要素などについて、知ってほしい。

「第3章　トラウマ反応という心の働き」では、トラウマ反応のうち、実は自分の心を守る役割を担っているような機能、たとえば回避や解離などについて書いている。自分を守ろうと、いつも心は働いてくれているのだ。

「第4章　トラウマと向き合う」は、今、苦しんでいるあなたに是非読んでほしい。トラウマに苦しんでいることを、どう考えたらいいかという、向き合いかたについてのアドバイスだ。特に自分が悪いのではないことを知っておいてほしい。自分で納得できるところは、実行してほしい。

「第5章　からだを通して、トラウマを癒す」も、今、苦しんでいるあなたに是非読んでほしい。これは、からだを通して受けとめるという方法だ。トラウマを受けとめるのは心だけではない。からだを通して癒すという方法があることを知ってほしい。

「第6章　僕の『旅』治療」は、僕自身のトラウマと、僕がそれを「旅」を通して癒そうとした体験記だ。僕は旅で癒したが、誰にも自分の好きな「何か」があるだろう。それを用いて、皆さんが自分に合った癒し方を見つけるヒントになればと思う。

「第7章　安全感・安心感を提供する」は、周囲の支援する人たちにできることを書いた。家族や友人、教育や福祉や医療の関係者の方々などに、是非とも読んでいただきたい。大きなトラウマは周囲の人の支援なしには、なかなか癒えないものなのである。

「最終章　ヒロシマ――僕のトラウマから、僕らのトラウマへ」は、ヒロシマの原爆という大きなトラウマを、人々がどのように体験し癒してきたか、ということを、僕の個人史に重ねて書いたものだ。

本書の読み方だが、
・時間のある人は、もちろん最初から全部読んでほしい。
・トラウマとトラウマ反応について知りたい人は、まず第1章、第2章、第3章を読んでほしい。
・トラウマ反応である、今の心のいたみをどうしたらいいかと思ったら、まず第4章、第5章を読んでほしい。余裕があれば、第6章、第7章も読んでほしい。
・家族や友人、教育や福祉、医療の関係者の方々など、周囲の支援する人たちには、まず第7章を読んでほしい。そして、第4章、第5章を読んでいただき、余裕があれば第6章も読んでほしい。
・さらに余裕があれば、『ぼくらの中の発達障害』（ちくまプリマー新書、二〇一二年）

も読んでほしい。発達障害とトラウマは、今の若い人たちを理解し支援するには、欠かせない視点だと思う。

なお、本書には、僕のトラウマやエピソードもいくつかでてくる。それはトラウマを立派に乗り越えた例として書いているのではない。元より、僕は強くたくましい人間ではない。今でも古い傷や新しい傷がいたむ。僕はトラウマや心のいたみにうちのめされ、もがきながら、かろうじて生きてきた。トラウマや心のいたみを抱えながら、何とか生き延びてきた。若い人たちにも、何とか無事に生き延びてほしい。そんな願いから、書いたものである。

第1章　トラウマ反応で起きること

日頃、身体の不調とはまた違った苦しさを感じている人はいないだろうか。それはもしかしたらトラウマ反応ではないか。そんなことに気づいてもらうため、本章では、トラウマによって心や身体にどのような反応（トラウマ反応）が起こってくるのかを具体的に書いてみよう。フラッシュバックや身体の不調など、トラウマ反応は、大きいか小さいかは別にして、誰でもいくらかは体験しているものだ。だけど、「いつものことで、人に話すような特別なものではない」とか、「なんとなく、話すのが恥ずかしい」と感じられていたりするものだ。本人も周囲の人も気づいていないこともある。

トラウマ反応には、過去の出来事を思い出す、出来事に関連した人や場所を回避する、今でもその時の脅威の感覚が持続している、感情のコントロールがうまくできない、否定的に自分を捉える、人間関係が不安定となる、などがある（第2章参照）。過去の出来事の思い出し方には、ぼんやりから鮮明にまでいろいろあるが、ありありとはっきりと過去の出来事がよみがえってくるフラッシュバックが特徴的なものの一つである。そのフラッシュバックから説明していこう。

過去の記憶がよみがえる——フラッシュバックという体験

●記憶とは

記憶には、短期記憶と長期記憶がある。短期記憶とは、数十秒から数分程度覚えておく記憶。例えば、調べたお店の電話番号を憶えておくことなどで、電話をかけると忘れてしまう。長期記憶は、過去のことを憶えておくことであるが、特に、いつ、どこで、どのような出来事があったかという個人的経験に関する記憶は、「エピソード記憶」(例えば、○月○日に、誰と何々をした)と呼ばれる。

一般的に過去の出来事は、しだいに忘れていくものである。たとえば、嫌な出来事の記憶であっても、時間とともにしだいにリアルさがなくなり、少しずつ形を変え、色あせていく。出来事のつらさがとれ、出来事の細部を忘れて、「そんなこともあったな。大変だったな」という淡い思い出になる。出来事の角が取れる。誰でも、日々、嫌なことや苦しい出来事はあるのだが、新しく体験する出来事と忘れる出来事を足し引きすると、そんなに増えないようにバランスがとれているのだ。

●トラウマ最大の特徴——いつまでも生々しい記憶

だが、トラウマの記憶は違う。過去のことが脳に刻まれ、いつまでたってもリアルで生々しく、その人を苦しませる。出来事をまるで、写真や動画を見ているようにリアルに思い出すのだ。これを、「再体験」「フラッシュバック」という。過去の恐い出来事を、あたかも今起こった出来事のように思い出す。それも、自分の意志とは関係なく、不意に思い出すのだ。過去のつらい体験が時系列などに関係なく、次々と一度に思い出される。だから、恐怖や怒りが湧き起こり、パニックとなりやすい。トラウマ体験の記憶は、視覚的・映像的でありありとしている。何年も前のことが、あたかも今起こっているように浮かんでくる。恐いことでも嫌なことでも、時間とともに薄れていくとよいのだが、脳に刻まれたつらい記憶は、なかなか薄れていかない（といっても、もちろん少しずつ薄れていくものではある）。「場面をありありと思い出す」という視覚的・映像的な記憶だけでなく、叱られたときの相手の声などの聴覚的記憶や恐怖や怒りなどの感情などもありありと思い出される。恐い映像が音声や感情を伴って思い出される。普通の出来事を憶えるエピソード記憶が、時間とともにしだいにボンヤリとしていくのに対して、なかなかボンヤリとしてくれないのである。

普通の夢は、起きた瞬間は覚えているが、しばらくすると忘れてしまう。ほとんどの夢は忘れる。それが自然な夢である。夢には、昼間あった出来事で悔しかったり、つらかったりとかいろいろな感情が湧いてくるのを、心の中にしまってくれるような働きが本来あるらしい。だが、そのような普通の夢と違って、事故や災害などの恐い出来事が繰り返しありありと夢に出てくることがある。悪夢を見るのだ。眠ったら悪夢を見てしまうので、恐くて眠れないという人もいた。恐いだけでなく、悪夢からは逃げられないから苦しい。

●トラウマ記憶の現れかた

トラウマの記憶は、何かのきっかけ、引き金（リマインダー）がなくても思い出され

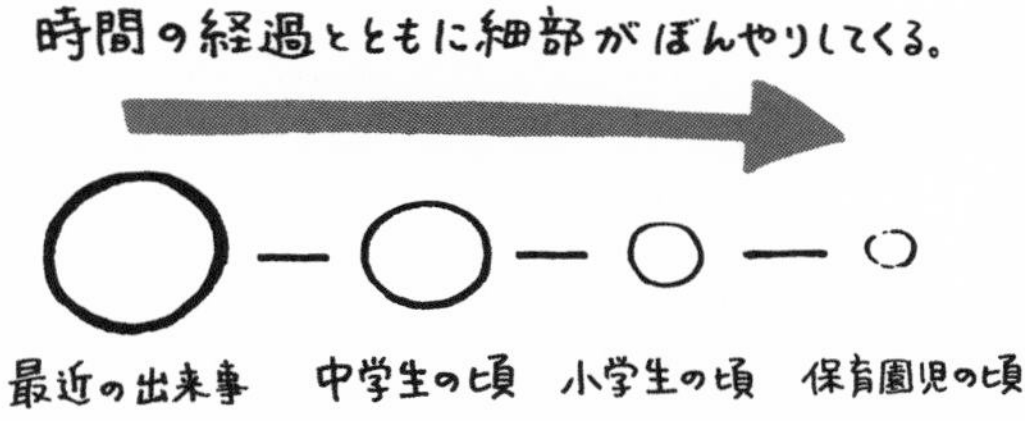

〈一般的な記憶〉

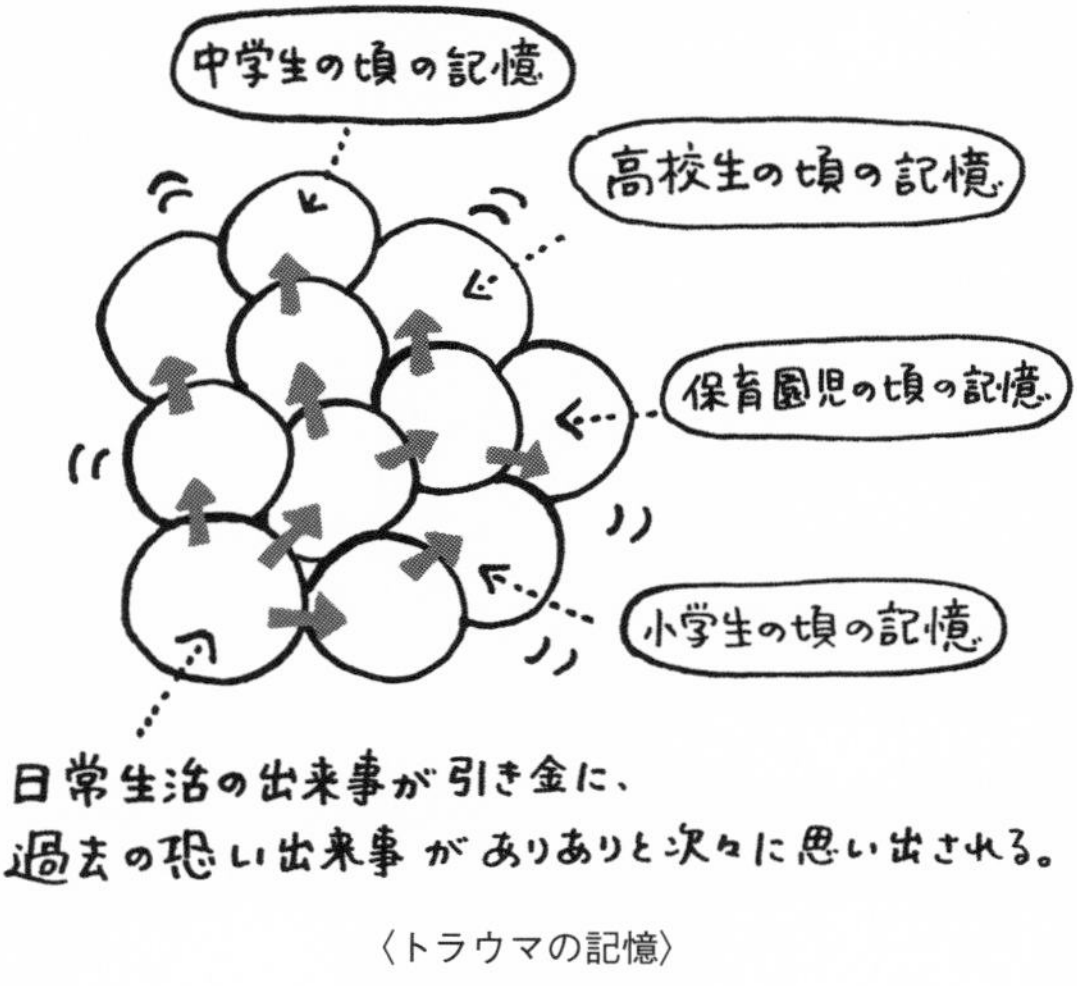

〈トラウマの記憶〉

る場合もあるし、引き金によって思い出される場合もある。例えば親からの虐待の体験があると、他の人からきつく叱られたのが引き金となって、虐待体験がフラッシュバックしてきたりする。ずいぶん年月が経っても、似たような体験が引き金となり、フラッシュバックして古傷が痛みだすのだ。

子ども時代に虐待を受けていたある女性は、普段は穏やかに生活しているのだが、「自分が拒否された、バカにされたと感じた」その瞬間にスイッチが入り、死にたいという気持ちが噴出し抑えられない。そのスイッチが入ると、激しい感情と行動を引き起こされるようであった。別の男性は、男性教師に大きな声で叱られると、父親に怒鳴られ殴られた記憶がフラッシュバックし、固まったりパニックになったりした。

●フラッシュバックが起きた！

フラッシュバックの経験を自分から話す人もいるが、話さない人もいる。特に、話さないときには、周囲の人がフラッシュバックに気づきにくいということを憶えておいてほしい。たとえば、次のような場合である。

〈事例〉不眠症でやってきた二〇代の女性

元々、対人関係に過敏で、同級生の言葉や態度に敏感に感じとる性格だった。二〇代になって「この頃、なかなか眠れない」ということだったので、「頭がさえて眠れないとか、考えて眠れないとか、いろいろあるけれど?」とたずねてみると、「さえるというよりも、興奮する感じです」ということであった。「いろいろと思い出す?」とたずねると、「はい。小学生とか中学生の頃にいじめられていたことを」と答える。「はっきりと?」とたずねると、「まじめすぎてキモい」とか「恰好《かっこう》がダサい」という言葉、そして表情や場面を、映画のワンシーンのようにありありと思い出すということであった。同時に、その時の、悔しい気持ちや恥ずかしい気持ちなどが湧き上がってくるという。「苦しいですね」というと目を潤ませて頷《うなず》いた。女性は頑張らなければという思いが強く、弱音を吐かず我慢する性格だったので、外からは何を悩み苦しんでいるのかがわかりづらかったが、フラッシュバックを具体的に聞くことで、初めてつらさや苦しさを共有することができた。

女性は、同級生の中に何とかしてうまく入ろうとして、彼らの何気ない言葉や態度に深く傷つきながらも我慢して生きてきたことがわかった。フラッシュバックについてたずね、話し合ったことが、女性にとってはうまく言葉にできない自分のつらさが伝わり、わかってもらえたという実感になったようであった。

繰り返しになるが、フラッシュバックは苦しいものだ。しかし、フラッシュバックは実は本人にとっては日常的なものなので、これが問題のある事態だと認識されていないことが多い。たずねられて、初めて「苦しいこと」「困ったこと」だと気づくことも少なくない。フラッシュバックとは、心の傷やケガが痛み、血が出ているようなものなのだ。問題なのは、身体の傷やケガであればそのものが見えるので誰でもすぐに手当てしてもらえるが、心の傷やケガは見えないので気づかれず、手当てされないままとなりやすいことである。周囲の人たちには、フラッシュバックは本人が問題とは気づいていないためにあまり話されないということを、どこか心に留《と》めておいてください。

身体が警戒態勢になる

トラウマによって、頭痛、腹痛などの痛み、肩こり、めまい、耳鳴り、ふらつき、だるさ、吐き気、嘔吐《おうと》、下痢、動悸《どうき》、発汗、息苦しさ、などさまざまな身体症状、特に身体を調節する自律神経系の症状が起こりやすい。それは恐い出来事に対する身体の反応で、身体が警戒態勢になっていると考えられる。警戒や緊張した時には交感神経系が優位（戦闘モード）となりアドレナリンというホルモンが分泌される。くつろいだ時や休養する時には、副交感神経系が優位（休養モード）になる。交感神経系と副交感神経系がうまく連動して働き、身体のコンディションを調整してくれているのである。しかし恐い出来事は、交感神経系が優位な警戒態勢を続けさせやすく、その状態が持続するとさまざまな身体の不調を引き起こすことがある。

例を紹介してみよう。

〈事例〉頭痛、腹痛、ふらつき、だるさに苦しんだ女子中学生

彼女は、頭痛と腹痛などの身体の不調がよくならないためにやってきたが、それだけでなく、時折、家族には「消えてしまいたい」「もうどうにもならない」と漏らしていたようであった。本人も苦しいし、周りもとても心配していた。彼女は暗く凍りついたような表情で、口数少なく、時折、「しんどい、苦しい」というのを繰り返した。ただ、じっと僕を見つめる目は、「あなたは何をしてくれるのか？」と問うているように感じた。

小学生の時には転校が多く、その度にいじめられて辛《つら》い思いをしたという。実父が数度結婚と離婚を繰り返したので、本人も再婚相手の連れ子とようやく仲良くなったと思ったら別れる、ということを繰り返した。今は実父と新しいパートナーとその子どもと一緒に住んでいるが、そこにいられなくなって親戚宅に来ていると話した。クラスの中にもうまく入っていけず、学校に行けない状態が数カ月続き、学校ともほとんど接点のない状態になっていた。

そのような話を聞いて、絶えず変化する不安定な環境のなかで成長しており、彼女の

心と身体はいつも緊張状態であったであろうと推測した。明日、家庭に何が起こるかわからない、「戦場」の中にいるような、大変な毎日で、本当に苦労したであろう。思わず「大変だったね」と声をかけた。

彼女は、その後、身体のしんどさを話し続けた。ただ、このしんどさの奥には、「自分はダメだ」「自分なんか生きる意味がない」、だから「自分を傷つけてしまいたい」「いっそのこと死にたい」という思いがあり、この身体のしんどさが取れるとそのような思いが自傷などの行動になって表れてくるのではないかと考えた。身体のしんどさだけでなく、その奥に潜むしんどい思いが和らがなければいけない。「とても苦しいけど、今は無理をしたらダメだよ。好きな音楽を聴くとか、好きな絵を描くとかで、しんどいけどなんとか一日を過ごしていこう。少しずつ楽な時間が増えてくる。それが元気になるということだ」と語りかけ続けた。護《まも》られた安全な生活を送り、そのなかで心と身体を癒すことが何よりも大切だと考えた。その後、少しずつではあるが、彼女の凍りついた表情に柔らかさと笑みが戻り、あるときから、自分の好きだった趣味の勉強を少しずつ始めるようになった。二年近くの時間を要しただろうか。

いつ今の暮らしが変化し危険なことが起きても不思議ではない、という不安定な環境の中で成長していく子どもは、その変化や危険を察知しようと、世話をしてくれる人の表情や雰囲気を読み、言葉に耳をすませて生きていく。些細《ささい》な変化も、家庭の破局や自分が一人になるサインかもしれないと、いつもアンテナを研ぎ澄ませた警戒態勢の中で生きていくようになる。それが頑固な、頭痛、腹痛、不眠などをもたらしていたのである。長年、このような環境下にあった心と脳と身体の警戒態勢を緩めることは、決して容易なことではないが、生きている生活環境が安全で安心なものでありつづけ、そして自分は守られていると感じられるようになることがトラウマを癒す第一歩となるのである。

人や世界が信じられない

実はトラウマが招くものの中で、僕が一番つらいものと思うのは、人や世界が信じられなくなるという症状だ。正確に言えば、信じきれなくなるのである。

人から危害を受けるという人災の場合を考えてみよう。人から危害を受けた人は、人間はそんなにひどいことはしないし、恐いものではないという感覚が揺らぐ。人の言動に敏感になり、突然危害を加えられるかもしれないという、不安や恐怖を感じるようになる。些細なことでその人が怒り出したり、豹変《ひょうへん》したりするのではないかというような不安や恐怖を感じ、安心して人と付き合えなくなる。何となく抱いていた安心感、信頼感が揺らぐのだ。

人や世界への信頼が揺らぐということは、常に不安定な地盤の上に立っているようなものであり、本人は言葉でうまく表現できないことが多いが、とてもとても苦しいものなのである。

自然災害にあった場合を考えてみよう。道を歩いていても、駅で電車を待っていても、突然恐い事故や出来事は普通は起こらないものだと、何となく感じている。だからこそ、街に出ることができる。世界は安全で平和であると、漠然と思っているのだ。実際には、さまざまな災害や出来事がいつ起こるかわからないのだが、でも、普通は突然に恐い出来事は起こらないと何となく思っている。この世界は安全であるという感覚は、人が生きていく上での基盤としてとても大切である。しかし一度でも災害や危機的な出来事を経験すると、この安全で平和な生きる基盤が揺らぐ。いつ何が起こるかわからないと不安を感じるようになるのである。

これに対して、例えば犯罪や交通事故に代表されるような人災の場合は、自然災害以上に、起こった出来事に対する恐怖に加えて、そのような出来事を起こした相手に対する怒りなどの感情が湧くものである。自然災害は原因が自然現象であったりするので、事態を受け入れていくという変化が生じやすい。だが、人災の場合は、その出来事を起こした相手への怒りなどの感情が加わるために、より事態を受け入れるのが難しくなるし、また周囲の人の支援もより難しくなるものである。

なお、災害や危機に対する感覚は、地域や国によってもちがう。僕は、ロンドンの病院の海外留学生のための寮に住んでいたことがある。その寮は古い建物だったのでどこかに故障があったのであろう、よく火災報知器が鳴った。週に数回、寝静まった深夜に、アラームが鳴るのであった。何度か体験すると、アラームが鳴っても、深夜の寒い中を、

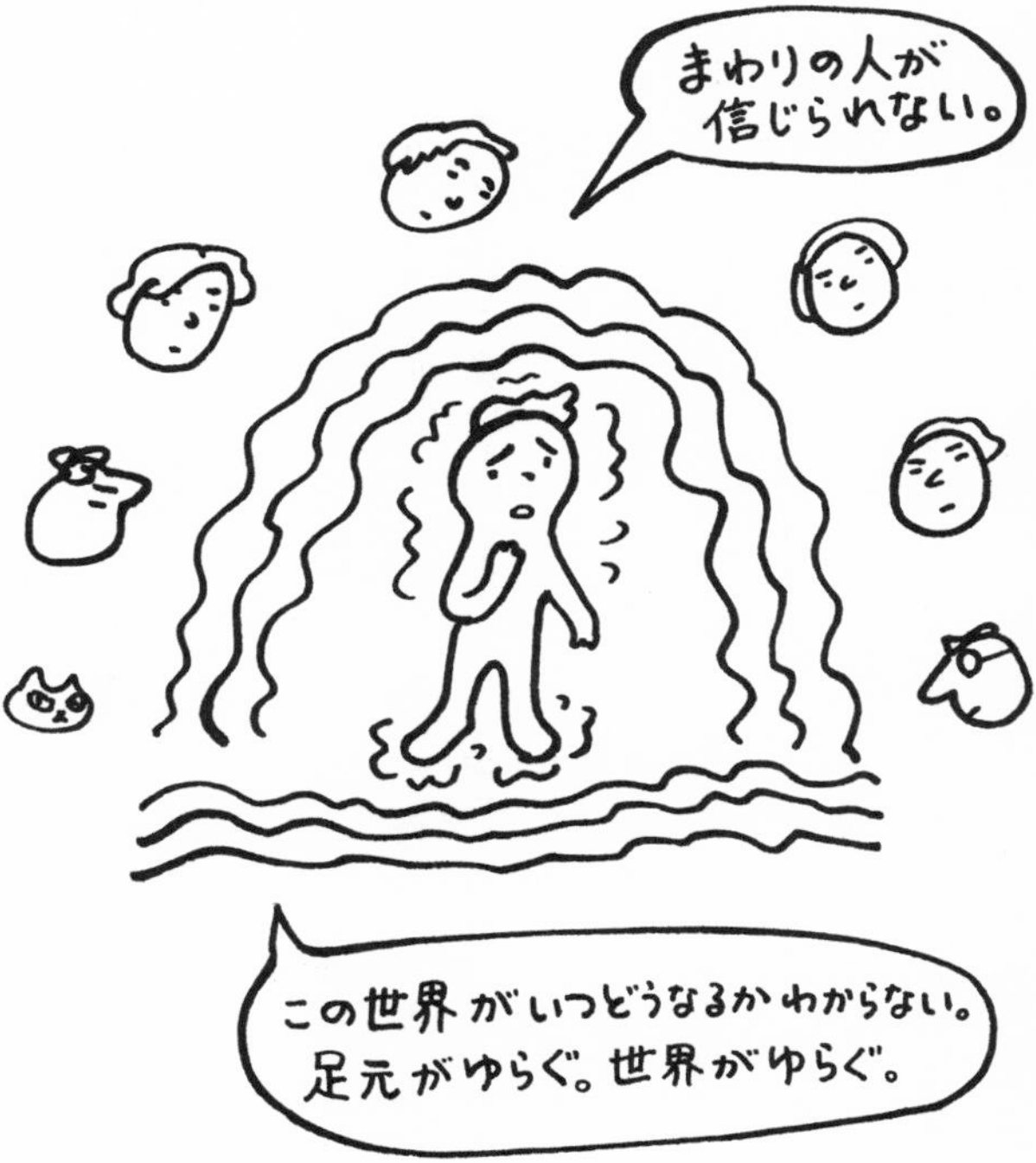
まわりの人が
信じられない。
この世界がいつどうなるかわからない。
足元がゆらぐ。世界がゆらぐ。

寮の階段をおりて外に避難するということはさぼりたくなるし、事実、さぼったこともあった。だが、他の欧米やアフリカやアジアからの留学生は必ず、何階からでも階段をおり、消防車が来るのを待ち、安全確認がなされるまで、寒い寮の外で待機しているのであった。世界が安全であるという感覚は生きている地域や国のレベルでもちがう。紛争や戦争を身近に経験していた人たちの感覚は鋭かった。よく考えてみれば、世界は決して安全ではない。僕の鈍さを恥じた。しかし同時に、僕は、平和な毎日が急に変わりはしないと思い、またそういう願いもこめながら、暮らしているのである。

●人が恐い

トラウマ体験によって、世界や人が信じられなくなる。それどころか、人が恐くなって、人に会えなくなってしまうということがある。

〈事例〉　自分を責める声が聞こえてくるようになりひきこもった二〇歳の男性

もともと活発で、友達も多かったという。高校卒業後、調理師専門学校に行き、有名な料理店に就職した。夜一〇時まで仕事をし、その後一二時まで、実技の練習をするという毎日で、数人の先輩たちと同じアパートに住んでいた。

四、五カ月経った頃から、仕事をするのがしんどくなり、秋にはやめて実家に帰ってしまった。その頃から「おい」と自分を呼ぶ声が聞こえはじめた。「じゃま」「気持ち悪い」なども聞こえ、最初は、「また先輩が言っているのかな」と思ったという。時によって、はっきりだったり、ぼんやりだったり……。しだいに、外に出ても、周りの人が何となく恐くなってきた。皆が自分の悪口を言っているような気がした。そこで、家族に連れられて、近くの精神科を受診した。しかし半年近くたっても、症状がよくならないということで、僕のところにやってきた。

その時は、外に出ると知らない人の目が気になり、自分のことを言っているような気がして恐くなるなどの症状があった。さらに、「このところ突然にイライラする。その時は手を噛《か》んだり、頭を叩《たた》いたりする」という。発作的に湧きおこる感情があって、それに振り回されるようにして自傷しているのである。何かがフラッシュバックしてきているのではないか。彼は何か苦しんでいることがあるのではないかと思った。

僕は「話しにくいことは話さなくてもよいのだけれど……何か恐いことがあったかなかったかだけでも、教えてもらえないだろうか？」とたずねてみた。すると、少し沈黙した後、「あった」と答えたのであった。「そのことが、今も腹が立つし、恐い、そんな感じかい？」とたずねると、しっかりとうなずいた。「そのことをはっきりと思い出すことがある？」という質問にも、深くうなずいた。少なくとも、職場で厳しく注意されたり叱られたりした程度ではなく、体罰やリンチに近いような恐い体験をしたのではないか。怯《おび》えるような雰囲気からそんな感じもした。「それは話ができることかな？」とたずねてみると彼は黙って首を横にふったので、それ以上たずねることは控え、「あなたはとても恐い嫌な体験をした。苦しかったと思う。だけど、もう家に帰ってきたから安全。これから毎日を少しでも気持ちよく安心して過ごしていると、しだいに楽になって、思い出すことが減ってくると思う」とアドバイスした。これに対しても、彼は、しっかりとうなずいた。

次回、やってきたとき、彼は表情が見違えるほど明るくなり、元気になっていた。笑顔も出た。その後、一年余り通ってきただろうか。恐い出来事を思い出す頻度は、しだいに減り、発作の程度も弱くなり、やがて消えていった。外に出ると人の目が気になるというのはしばらく続いていたが、それもしだいに弱まり、高校時代の友達に誘われて、町に出て食事や、時にはお酒を飲むようにもなった。そして、アルバイトを始めるようになり、すっかり元気になって、「もうここに来なくても大丈夫」と通うのを終わりにした。

最後まで、僕は彼の体験した「恐い出来事」についてたずねなかった。「話さなくてもよい」と最初に話したことを大切にしたいと思ったし、経過のなかで「恐い出来事」が薄らいでいったので、それで充分ではないかと思った。彼の場合は、もし話していたら、その出来事をありありと思い出し、取り乱し混乱してしまったのではないか。それが彼の誇りや自尊心を損ない、症状をよりこじれたものにしたのではないかと思う。

支援者は、できるだけ寄り添いたいと細かくたずねようとする。しかし、それは手術のメスのようなもので、支援的に働くこともあるが、同時にその人を脅かす侵襲性をもったものにもなる。そのことを忘れずにいたい。その人にはその人なりの回復力《レジリエンス》と回復の道筋があり、それを見守ることも大切なことだ。見守られていること自体がその人の回復力を強めるのだ。

感情や行動が不安定になる

人や世界が信じられなくなるというのは、生きる基盤が不安定になることだと書いた。基盤が不安定になると、感情も揺れやすくなる。周囲の環境や刺激、身体の不調などに反応しやすくなる。イライラし、些細なことでキレたり怒ったりしやすい。一日の中でも、数日の間でも、テンションが高い時があるかと思うと、テンションが低い時があったりする。時には双極性障害（躁《そう》うつ病）のように感情が変動することもある。

行動にも影響する。些細なことで怒りはじめ、怒りが止まらないことがある。怒りが止まらないと本人もつらいが、怒りを向けられる周囲の人もどのように受けとめたらいいかわからず苦しい。そのため、周囲の人との人間関係が壊れてしまうことがある。これはとても苦しいことだ。

●自分を傷つける

フラッシュバックなどでトラウマ記憶が思い出されたとき、リストカットなどの自傷がなされるときがある。「もやもやしていた気持ちがスーっとする」「少し気持ちが落ち着く」などと話されることが多く、トラウマ体験は思い出したときに、怒りや恥ずかしさなど、いろいろな感情が交じって思い出され苦しいが、自傷をすると少し楽になるという人が多い。苦しい感情を和らげる行動、「対処行動」と呼ばれるものなのである。人から注目してほしいからだなどと言う人がいるが、それは違う。実際には、人から見えない身体の部分を傷つける人が多いのだ。だが、何ともつらい行動だ。

自傷に気づいた周囲の人からは「やめなさい」と言われるし、本人も「やめなければいけない」ことはわかっているのだが、苦しみを少し和らげてくれるものなのでなかなかやめられない。そのような気持ちを周囲の人が理解するのがむずかしいだけでなく、自傷を繰り返すと、周囲の人が「何度言っても（自傷を）やめない」と、その人から離れてしまうことがある。「苦しさを分かってほしい。助けてほしい」のに、逆に孤立してしまうことさえあるのだ。

だから、まずは苦しい気持ちを信頼できる人に伝え、「どうしたらいいか」と一緒に考えることが大切となる。苦しい気持ちを感じた時は、好きな音楽を聴くとか、ジョギングなどで身体を動かすなど、その気持ちを和らげる、害のない対処行動を探すのもよい。

フラッシュバックの引き金がはっきりしているときは、引き金となる出来事を減らしたり、避けたりする。例えば大きな怒った声が引き金になるようであれば、静かで平和な場所に身を置いて暮らす、など環境を整えることも大切である。

第2章　トラウマとは何か——そのメカニズム

本章では、次のことを伝えたい。

①トラウマ反応は軽いものから重いものまで三つにわけられる。

②それを招く要因となった出来事別に相談先は異なっている。

③直接要因以外の要素も、トラウマ反応には深く関わる。

この三点についてこのあと詳しく紹介していく。

トラウマ反応の重症度

トラウマ反応には、❶「心的外傷後ストレス障害」（以下、「PTSD」）と、❷「PTSD」より重い「複雑性PTSD」と、❸「PTSD」より軽いもの（さまざまな人生の辛《つら》い出来事や理不尽な出来事などに対する反応）とがある。❶❷は心の病気と考えられるが、❸は「苦しみ」ではあるが、病気ではない。

ちなみに、世界保健機関（ＷＨＯ）による「国際疾病分類第一一版（ＩＣＤ－11、二〇一八年）」（実際の運用は二〇二二年からで、まだ正式な日本語訳は出ていない。以下ＩＣＤ－11の訳は私訳である）によると、❶ＰＴＳＤは次の①②③が認められるものを言い、❷複雑性ＰＴＳＤは①②③に加えて④⑤⑥が認められるものを言う。

❶ＰＴＳＤとは

ＰＴＳＤは以下のようなことを引き起こす。

①心的外傷となった出来事の再体験。生々しい侵入的な記憶やフラッシュバックや悪夢の形で起こる。再体験には恐怖や戦慄などの強く圧倒的な情動や、強い身体的な感覚を伴う（ここでは、「再体験」と呼ぶ）。

②心的外傷となった出来事に関連する思考や記憶の回避。体験を連想させる、活動や状況や人々を回避する（ここでは、「回避」と呼ぶ）。

③現在でも脅威が存在しているかのような持続的な感覚。例えば、過剰な警戒や、予

期せぬ雑音などに対する驚愕《きょうがく》反応の亢進《こうしん》(ここでは、「脅威の感覚」と呼ぶ)。

これら①②③の症状は、身体の傷に置きかえると、「再体験」は出血や疼痛《とうつう》、「回避」はかさぶた、「脅威の感覚」は発熱や腫脹《しゅちょう》などに当たるものだ。これらは、心の傷そのものからくる症状と言ってよい。

❷複雑性PTSDとは

先に書いた①②③に加えて、次のような感情、認知、対人関係の問題が生じる。

④感情コントロールの問題。

⑤自分はとるに足らない、打ち負かされた、または価値がないという持続的な思い込み。これには、トラウマ的な出来事に対する、恥、罪責、挫折の感覚を伴う。

⑥人間関係を維持することや人と親密であると感じることの困難。

これらの症状が、個人生活、家庭生活、社会生活、学業、職業あるいは他の領域において、機能障害をもたらす。

④⑤⑥は先に挙げた①②③と比べると、心の傷そのものの症状というよりも、心の傷を何度も繰り返しているうちに、傷口が広く深くなり、その人らしさの基盤（人格、芯）とでもいうべき、考え方や感じ方、感情や行動のコントロール、さらに人間関係といったものに、影響を与えたことによる症状である。

一回の傷がその後の経過で深部に及ぶこともあるし、一回で深部におよぶ傷になることもある。傷が重なったり繰り返したりすると、深部まで達するものとなりやすいのは言うまでもないだろう。身体の傷でも、繰り返すと、傷口が深くなり、より深い組織の炎症となったり、時に身体が弱っていると、細菌が体中に回って全身の炎症を招く病気（敗血症）になったりするのと同じで、表層・局部の心の傷がその人の深部の基盤に及ぶようになるのである。ＰＴＳＤより更に深刻で回復に時間がかかるのが一般的である。

ところで本書では、先にも書いたように、トラウマを広くとらえ考えていきたいと思

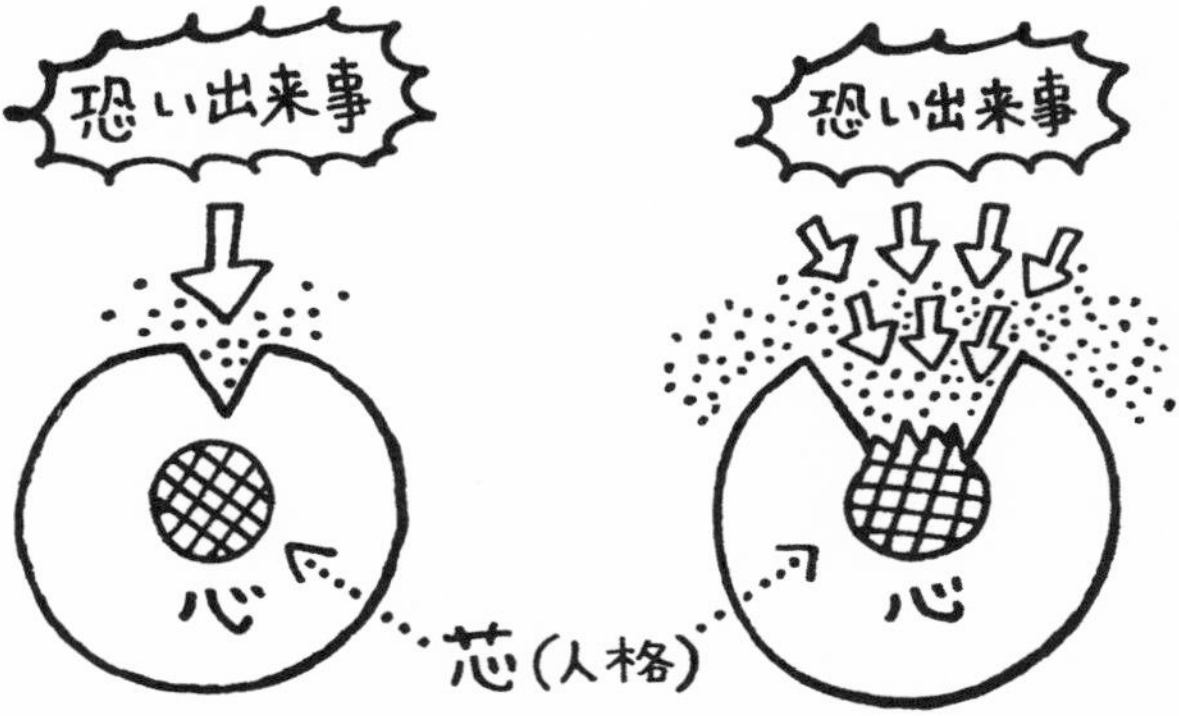

PTSD　　複雑性PTSD

う。多くの人たちが人生の中で起こるさまざまな出来事と、そのトラウマのもたらす反応に悩み苦しんでいる。具体的には本節冒頭で書いた❸に当たる「病気ではないもの」だ。それはＰＴＳＤとか複雑性ＰＴＳＤよりは程度が軽い。しかし先に挙げた①②③や④⑤⑥をその程度は軽いながら認め、心のいたみとしては決して軽くはないことが少なくない。本書ではトラウマを広く捉え、どうしたらよいかを一緒に考えていきたいと思っている。

トラウマ反応を引き起こす出来事とは

それではトラウマ反応を引き起こす出来事とはなんだろう。

ＩＣＤ－11では、ＰＴＳＤを引き起こすものとして、「極度に脅威的または恐ろしい出来事への、一回または複数回の曝露《ばくろ》（さらされること）」と記されている。また、複雑性ＰＴＳＤを引き起こすものとして、「極度に脅威的または恐ろしい出来事への、一回または複数回の曝露。逃れることが難しいか不可能と感じられ、長期間にわたる、または反復的な出来事であることが多い。このような出来事には、拷問、奴隷制、大虐殺、長期間にわたる家庭内暴力、反復的な小児期の性的または身体的虐待が含まれる」と記されている。ＰＴＳＤに比べると、複雑性ＰＴＳＤの方が、より深刻な出来事によるものと定義されている。

ただ、出来事には、犯罪や戦闘や災害など、明らかに生存を脅かすとわかるものから、例えば、言葉による暴力などは、暴力かどうか分かりにくい場合もある。出来事にはいろいろな程度がある。トラウマとなる出来事かどうかを区別するのは難しい。後で説明するが、出来事がトラウマになるかどうかには、いくつかの要素が関係する。出来事の大きい小さいは別にして、当の本人が精神的に大きな恐怖や苦痛を感じれば、その出来事はトラウマを作っていると、僕は考えている。前述したように、大切なのは、出来事の程度と「心の傷（つまりトラウマ）」の程度は必ずしも一致しないということだ。大きな出来事でも、「心の傷」は小さい時もあるし、小さな出来事でも、「心の傷」は大きいこともある。出来事には、生命の危険を伴うものから、そこまではないが大変な出来事までいろいろとあるし、トラウマにも大きなものもあれば、比較的小さいものまでいろいろある。

また、トラウマを引き起こすのは、犯罪被害、自然災害、事故など、一回の恐い出来事の場合もあるし、児童虐待やＤＶ（ドメスティック・バイオレンス）のように恐い出来事が繰り返される場合もある。一回でも、深刻なトラウマになることもあるし、繰り返されることによって深刻なトラウマになる場合もある。

具体的にどのような出来事か

ここでは、実際にどのような出来事がトラウマになるかを書いておこう。新聞やニュースにもよく出てくるものである。大切なことは、どの出来事に対しても相談先があるということだ。「困ったら、相談する」、これは、何よりも覚えておいてほしいことだ。

だが、相談するのは、何となく恐かったり、恥ずかしかったりして、実はなかなか難しい。気持ちを振り絞って、一歩踏み出してほしい、と思う。

出来事によるトラウマ反応が、先ほどの❶❷の心の病気ではないかと思われたときは、相談先から、その治療や支援のために精神科医・小児科医などへの受診を勧められる場合がある。もちろん、はじめから心の病気ではないかと思ったときには、直接、受診するというやり方もある。

●いじめ

「いじめ」の定義は、いじめ防止対策推進法（平成二五年度）によると次のようなものである。法律の文章なので読みづらいが、「児童等に対して、当該児童等が在籍する学校に在籍している等当該児童等と一定の人的関係のある他の児童等が行う心理的又は物理的な影響を与える行為（インターネットを通じて行われるものも含む）であって、当該行為の対象となった児童等が心身の苦痛を感じているもの」というものである。

たとえば、こんな場合がある。

小学五年生のA子さん。クラスでも力の強い女子のグループが、ある同級生の女子をからかったり無視したりしていじめていた。あまりにひどかったので、「かわいそうだ。やめよう」と話した。すると、次の日からグループの女子が、挨拶をしても返事をせず、無視するようになった。まるでそこにいないかのように、話しかけなくなった。教室で皆は楽しそうに賑《にぎ》やかに話していても、A子さんだけは空気のように無視をされるようになった。

小学五年生のB男くん。ある時、下校の時間となって、下駄箱で靴を履き替えようとしたら、靴の中に「バーカ」と書いてある紙が入っていた。誰がしているのかわからなかった。数日後に今度は、押しピンが靴の中に入っていた。教室では、何人かの男子がこちらを見てこそこそと話し、笑っている。時には「バーカ」と言ってくるようになった。恐くて言い返せず、休み時間はトイレにこもっていた。そうしたらそこまでやってきて「B男はトイレにいるぞ」と言って戸を叩《たた》くようになった。

小学六年生のC男くん。真面目でクラスの役員などをしていた。放課後の掃除を五、六人の班でやっていたが、ある時から、皆が掃除をしなくなった。先生が来るとやっているフリをするが、いなくなるとしない。「C男がやればいい。C男はクラス委員。俺らはやらんでいいよな」と言い、楽しそうにおしゃべりしている。

中学一年生のD子さん。中学校に入学し、違う学区からの初めての級友も増えた。話ができる友達が二人でき、いつも三人で一緒にいた。楽しく話していたが、しばらくすると自分を除いて二人だけで話すようになり、自分一人だけ放っておかれるようになった。移動教室の時も、二人で先に行き、自分だけが一人で行くようになる。二人に話題を合わせて話しかけるのだけれど、無視されるようになった。

このように、いじめにはさまざまなものがある。

いじめているように周囲の人にわかる（見える）いじめもあるが、仲よく遊んでいるように見えるいじめもある。いじめが行われているのが周囲の人にはわからないいじめである。最近は、SNSをつかってのいじめも増えた。SNS上で誰か一人の悪口を皆が書いて、学校でも実際に無視するなどである。SNSはグループ以外の人の目が届きにくい環境なので、わかりづらいことがある。

時には、いじめられる対象が次々と移っていくことがある。いじめられている子どもを助けようとした人がいじめられたり、いじめていた子どもがある時からいじめられるということもある。

子どもにとって学校は、三〇～四〇名の級友たちと、一日の多くの時間を過ごす場であるが、その世界は閉じられていて狭いものである。その中で行われるいじめはいじめられる子どもを孤立させ、強い恐怖を抱かせる。特に、周囲の人に見えにくいいじめは、「話しても誰にもわかってもらえない」という孤立無援感を抱かせ、時には絶望的な気持ちにさせる。

●いじめかどうか

実際には、いじめかどうか、よくわからないこともある。同級生の言葉や振る舞いに、とても敏感になっていると、同級生の悪気のない言葉や振る舞いを、自分をバカにしている、などと感じることがある。これは自分ではわかりにくいことがあるので、いじめかどうかわからないときは、家族か先生か信頼できる友人にたずねてみるといい。「あの人はあんな話し方をするけど、怒ってるんじゃないよ。誰にでもあんな話し方をしているよ」などと聞くと、自分の気にしすぎだったのだとわかる場合もある。

精神科医の中井久夫は、「いじめ」と「いじめではないもの」との間に線を引いておく必要があり、「いじめかどうかを見分けるもっとも簡単な基準は、〝立場の入れ替え〟があるかどうか」だという（中井久夫『いじめのある世界に生きる君たちへ』、中央公論新社、二〇一六年）。例えば、鬼ごっこで、いつも鬼が〇〇さんと決まっていて、他の子どもが鬼になることがなければ、「立場の入れ替え」がなく、遊びではなくいじめ、ということになる、という考え方だ。自分がその子の立場だったらどう感じるだろうか、ということである。

とにかく、いじめられていると感じたら、自分一人で我慢してはいけない。まず学校に行くのをやめ、親や教師、いじめホットラインなどに相談する。ＳＯＳを発信することが大切だ。

相談先：24時間子供ＳＯＳダイヤル　０１２０-０-７８３１０《なやみいおう》（文部科学省）
子どもの人権１１０番　０１２０-００７-１１０（法務省）

都道府県警察の少年相談窓口
チャイルド・ライン　0120－99－7777
いのちの電話　0570－783《なやみ》－556《こころ》

なお、犯罪行為や生命・身体の危険を感じる場合は、直ちに警察に相談・通報する。

●児童虐待

児童虐待には、「児童虐待の防止等に関する法律」（平成一二年）があり、殴る蹴るをはじめとする身体的な虐待、性的虐待、ネグレクト（養育放棄）、心理的虐待という四つのタイプにわけられる。各々、具体的には次のような内容だ。

身体的虐待：殴る、蹴る、投げ落とす、激しく揺さぶる、やけどを負わせる、溺れさせる、首を絞める、縄などにより一室に拘束する、など

性的虐待：子どもへの性的行為、性的行為を見せる、性器を触る又は触らせる、ポルノグラフィの被写体にする、など

ネグレクト：家に閉じ込める、食事を与えない、ひどく不潔にする、自動車の中に放置する、重い病気になっても病院に連れて行かない、など

心理的虐待：言葉による脅し、無視、きょうだい間での差別的扱い、子どもの目の前で家族に対して暴力をふるう（ドメスティック・バイオレンス：DV）、など

（厚生労働省ホームページ）

たとえば、ある若い男性は「親が怒り始めたら止まらなくて、じっと正座で聞いていなければなりませんでした。少しでも、何か言い返すとよけいに怒り出し、叩いたり蹴られたりしました。だから、じっと正座をしていました。父親が帰ってくるたびに、いつ、それがはじまるのかびくびくしていました。寒い夜に家の外に立たされていたこともありました」と振り返った。

ある若い女性は「（親は私の答案用紙を見て）こんな成績をとる子は私の子ではないと、食事を食べさせてもらえませんでした。この家から出ていきなさいと言われ、家に帰れず、夜、公園で一晩あかしました」という。

「父親がお酒を飲みはじめると、最初は機嫌がよいが、しだいに機嫌が悪くなり怒りはじめ、母を叩くのです。母をかばおうとすると今度は私を叩きだすのです。恐くて恐くてしょうがありませんでした」といった人もいる。

虐待は繰り返されることが多い。親や養育者から、「お前は悪い子だ」と言われて虐待されていると、子ども自身は「自分が悪いのだから」と捉えるようになる。「親が悪い」とは思えないことに注意を要する。また、虐待は、しばしば「躾《しつけ》」との区別が難しい場合がある。たとえば、周囲から見ると虐待だが、親や養育者は「しつけ」のつもりの場合などである。

もし、あなたが親からの暴力などで悩んだり困っていたりしたら、ぜひとも相談してほしい。また、何よりも、子どもの安全を確保することが第一なので、「虐待を受けたと思われる児童」に気付いた人は、市町村の福祉事務所、児童相談所に通告・相談してほしい。

相談先：児童相談所全国共通ダイヤル　189《いちはやく》

また次のところでも相談できる。

子どもの人権１１０番　０１２０－００７－１１０（法務省）
都道府県警察の少年相談窓口
チャイルド・ライン　０１２０－９９－７７７７
いのちの電話　０５７０－７８３《なやみ》－５５６《こころ》

●災害

「災害対策基本法」（昭和三六年）によると災害の定義は、「暴風、竜巻、豪雨、豪雪、洪水、崖崩れ、土石流、高潮、地震、津波、噴火、地滑りその他の異常な自然現象又は大規模な火事若しくは爆発その他その及ぼす被害の程度においてこれらに類する政令で定める原因により生ずる被害をいう」とされている。近くは、一九九五年の阪神淡路大震災、二〇一一年の東日本大震災をはじめとして、多くの災害を僕たちは経験した。

災害の緊急時には、自治体が発する緊急避難情報に従おう。

災害後の心のケアに関しては、国や自治体が設置する相談窓口がある。

●配偶者からの暴力（ドメスティック・バイオレンス／ＤＶ）

「配偶者からの暴力」には、その防止や保護のために「配偶者からの暴力の防止及び被害者の保護等に関する法律」（平成二五年）がある。内閣府はホームページで、「『配偶者』には、婚姻の届出をしていないいわゆる『事実婚』を含みます。（中略）『暴力』は、身体に対する暴力又はこれに準ずる心身に有害な影響を及ぼす言動を指します」と記している。

困ったとき、迷うときは、ぜひとも相談してほしい。

相談先：内閣府の「ＤＶ相談ナビ」０５７０－０－５５２《ここに》１０《でんわ》

●性犯罪・性暴力

性犯罪・性暴力について、内閣府はホームページで、「いつ、どこで、だれと、どのような性的な関係を持つかは、あなたが決めることができます。望まない性的な行為は、性的な暴力にあたります。性的な暴力は、年齢、性別にかかわらず起こります。また、身近な人や夫婦・恋人の間でも起こります」と記している。この「望まない性的な行為は、性的な暴力にあたります」ということが重要である。

被害を受けたときには、警察へ通報・相談する。迷うとき、悩むときには相談機関に連絡する。とにかく一人で考えないで、ぜひとも相談してほしい。

相談先：各都道府県にある「性犯罪・性暴力被害者のためのワンストップ支援センター」

●犯罪・事故・戦争・テロ

犯罪被害者の権利利害を守るために「犯罪被害者等基本法」（平成一六年）という法律がある。傷害、暴行、恐喝などのさまざまな暴力的な犯罪の被害者や、また、直接の被害者でなくても、犯罪の巻き込まれた人は、著しい恐怖を感じるものである。ぜひとも相談してほしい。

相談先：公益社団法人　全国被害者支援ネットワーク　0570-783-554《なやみここよ》

さらに、犯罪だけでなく、交通事故をはじめ、さまざまな事故がトラウマになりうる。もちろん戦争やテロにあったり、巻き込まれるなども、トラウマになる出来事である。

●死別の一部

愛する人、大切な人を失うというのはとてもつらい体験である。これは誰でもつらいもので、病気ではない。悲しみに圧倒されることもあるが、普通の気持ちの動きである。亡くなった後、仏教では、お通夜、お葬式、初七日、四十九日、百日、一周忌と、関係者が集まり、折々に弔う儀式が行われるが、これは、大切な人を失った心のいたみを和らげていくためにも大切なものである。

しかし、亡くなり方が、事故や犯罪など、不意であったり、何かの人為的なものであったりすると、大切な人を失うということがトラウマとなり、トラウマ反応が起こってくることがある。大切な人の亡くなった日が、その時の、衝撃や困惑、悲しみなどの感情とともに記憶される。亡くなる前に病気を病んでいてその苦しむ姿を見ていると、その姿が残された人の心に強く残る。亡くなり方が自死であると、助けることはできなかったのかという自責の念とともに、心に強く残る。命日が近くなると不安や悲しみが湧き上がり、心が動揺する（これは「命日反応」と呼ばれたりする）。

梅雨時期に大切な家族を亡くした人は、「毎年、梅雨が来て紫陽花《あじさい》を見ると、亡くなった時のこと、その後に借金の取り立てがあり、家が大騒動になったこと、何かできなかったのかと親族から責められたことをありありと思い出す」という。その季節がくるとたまらなくつらくなり、寝込んでしまうと話した。亡くなったときのつらさが、その時の状況や季節などとともに刻まれているのである。

命日は、必ず一年に一回やってくる。その時に、つらい記憶がフラッシュバックするのである。亡くなった時の場面や状況が生々しくフラッシュバックしてくることがある。

そして、自分に責任はないのに、「私が悪かったから」と自分を責めることさえある。大切な人を失うという心の傷が癒えるには、人との繋《つな》がりと、そして時間を要するものなのだ。

不安や悲しみの程度が強く、長期間にわたって続く場合には、専門家（カウンセラーや精神科医など）に一度相談したほうがいいこともある。

特に自死で家族を失った方の相談先としては、都道府県、政令指定都市に設置されている「自殺対策推進センター」などがある。

トラウマ反応が起きるメカニズムとは

●恐い出来事は脳に刻まれる

恐い出来事は、当然だが強い恐怖をもたらし、それは他の記憶の仕方とは違った脳への刻まれかたをし、独特の記憶として残る。記憶を担当する海馬だけでなく、扁桃体《へんとうたい》をはじめとする脳のさまざまな部位が活動して恐い出来事を何とか処理しようとする。その結果起こってくる恐い出来事のフラッシュバックや悪夢は、その人を苦しめるものであるが生き物としての人間が、再度同じような危機に遭遇したときに、戦うなり逃げるなりの反応を起こしやすくするという、その人を守るための反応とも考えられる。

●トラウマの治り方

トラウマとは、英語ではtraumaで、元々は外傷、身体の傷に使われていたが、その後、心の傷にも使われるようになった。心的外傷という言葉も同じ意味で使われている。ここではまず、身体の傷の治り方を書いてみたい。実は、心の傷の治り方も、同じような治り方をするからである。

〈身体の傷の治り方〉

誰でも、転んだりすると、ケガをして、血が出ることがある。ケガをしたことがないという人はまずいない。気をつけていても、誰でもケガをする。

擦り傷などの軽い傷がどのように治るか、説明しておこう。ケガをすると表皮とその下にある真皮も傷つき、出血する。①その時、血を止めてくれるのが、血液の中の血小板など、②その後に、白血球などが傷の中にいる細菌などを攻撃する。この時の白血球と細菌の戦いで、腫れる（腫脹）、赤くなる（発赤《はっせき》）、熱くなる（発熱）、痛みを感じる（疼痛）などが起こってくる（これらを炎症と呼んでいる）。③血小板や白血球、細菌などの残骸で「かさぶた」ができる。④それから、傷の中に血管が伸びて栄養を運び、新しい組織ができる、という順番だ。

このような身体を守るさまざまなもの（「身体の防衛軍」だね）が働き、傷は治っていく。この自分の傷ついた身体を治そうとする力を、僕たちは自然治癒力とか自然回復力などと呼んでいる。

〈心の傷の治り方〉

それでは、心の傷について考えてみよう。心の傷も身体の傷と同様に治っていくし、同じように考えていくことが大切だ。えっ、心の傷と身体の傷を一緒に考えてもいいいの？　自然治癒力の存在を信じてもいいのだろうか、と思う人もいるかもしれない。でも治しかたを間違えなければ心の傷も身体の傷と同じ、と僕は考えているのだ。

「出来事」というのは、身体の傷で言えば道で転んだり物にぶつかったりするようなものだ。

「トラウマ」というのは、その時できる「心の傷」である。

トラウマによって起こる「トラウマ反応」とは、傷から心を守ろうと戦っている状態のことだ。身体の傷で言えば、腫れたり、赤くなったり、発熱したり、痛んだり、という状態と考えたらいい。後で詳しく話すけれど、「再体験」「フラッシュバック」「脅威の感覚」には新たな危険から身を守ろうという働きがあるし、「回避」「解離」という症状には「かさぶた」みたいに心を守ってくれる働きがある。信頼できる人間関係や落ち着いた生活環境などは、心を守るなによりのものだ。これらの心を守ってくれる働きを合わせたものが、心の自然治癒力だ（「心の防衛軍」だね）。そして心の傷の場合でも、この自然治癒力を最大限発揮させることが、とても大切なのだ。

●トラウマ反応を起こりやすくする要素

トラウマ反応が起こるとそれを起こした出来事に着目しがちだが、その出来事だけでなく、それ以前や以後にトラウマ反応を起こりやすくする、ないしは起こりにくくする要素がある場合もある。

出来事以前、出来事そのもの、出来事以後の要素が、トラウマとトラウマ反応に関係する。例えば、恐い出来事に、元気な時に遭遇したのか、元気のない疲れている時に遭遇したのかで、トラウマになるかどうかが決まることもある。元気な時であれば跳ね返せることでも、弱気な時や疲れている時には跳ね返すことができないことがある。だから、出来事そのものがどのようなものであったかも重要だが、出来事の前や後がどのような状態であったかも重要なのである。

（1）出来事以前からある要素

・養育者との絆《きずな》（愛着、アタッチメントと呼ばれる）が築かれていたか、まだ不十分であったか。

絆は、子どもを守る力であり、出来事を跳ね返す力である。子どもが転んでしまったとき、母親が「痛いの、痛いの、飛んで行けー」と言うと、痛みが和らぐ。それが絆の力である。ちょっとした痛みやびっくりした不安な気持ちを、絆は癒す力をもつ。

・過去に虐待などのトラウマがなかったか。

過去にトラウマがあると、新しい出来事の痛みが、過去の出来事の痛みまで活性化してしまう。古傷が痛みだすのである。患者さんのトラウマを聞いていると、そのもとに、昔のトラウマがあり、いくつかのトラウマが重なりあって、苦しめていることは少なくない。

・出来事をどのように受けとめる性格やタイプか。

楽天的な人と、心配性の人とではこたえかたが違う。「何とかなるわ」と考える人はよい経過を予想し、「こうなったらどうしよう。ああなったらどうしよう」と考える人は悪い経過を予想する。出来事の経過は正確には予想できないものだが、なぜだか予想する方向に現実が進んでいく確率が高くなるのである。

・出来事が起こったとき、どのような精神状態・身体状態であったのか。

うつ病や統合失調症などの精神疾患があったり、自閉スペクトラム症などの発達障害があったり、心身にゆとりがなかったりすると、出来事を跳ね返しにくく、トラウマとトラウマ反応が起こりやすい。特に発達障害は過去の記憶が頭に残りやすく、トラウマ体験が記憶に刻まれやすい。

・出来事が起こる前の周囲の環境はどうか。

人間関係はどうだったか、サポートがあったか、孤立していなかったか。人や環境に支えられていると、跳ね返すことができる。サポートが少なく、孤立していればいるほど、出来事を跳ね返す力は弱く、トラウマとなりやすい。

(2) 出来事そのものの要素

・出来事の程度はどうだったか。

出来事はどの程度のものだっただろうか。危うく死ぬ、重傷を負う、暴力を受けるなどの出来事の程度が深刻であればあるほど、トラウマとなりやすい。

・人災か、自然災害か。

前述したように自然災害よりも、人災のほうが、多様な感情的反応が起こりやすく、その程度も強くなりやすい。自然災害は、時間とともに少しずつ受け入れていくという気持ちになりやすいが、人災のほうは加害者がいるので、より感情が不安定になりやすい。また、自然災害のように見えても、しだいに人災の部分がわかることもある。たとえば、大雨による水害などでも、ダムからの放流のタイミングなどの人の判断が影響することがある。

・身体的な外傷などを伴っているかどうか。

身体的な外傷や痛みの程度はどうか。痛みは誰でもつらいものであり、記憶に残りやすい。身体的な外傷がひどく、痛みも強ければ、トラウマとなりやすい。

(3) 出来事以後の要素

・人や環境からのサポート(社会的サポート)はあるか。

出来事に遭遇したことによって、生活上の困難を抱えた場合、サポートしてくれる人がいるかどうかは大きい。これは、出来事以前の要素のところでも書いたが、サポートが少なく、孤立していればいるほど、生活上の困難を跳ね返す力は弱く、トラウマが癒えにくい。

・**経済状況はどうか。**

出来事によって、仕事ができなくなると収入が減り、生活が困窮するとトラウマ反応は強まりやすい。トラウマ反応の回復には、経済的な部分も含めた、生活のゆとりが大切となる。公的な生活支援が必要なことも少なくない。

・**外傷後の脳障害はないか。**

事故などで脳の後遺障害があれば、現実の問題に対する対処能力が落ちることがある。そのため、生活上の困難が大きくなりやすい。

・**周囲の人は、その出来事をどのように受けとめたか。**

大変な出来事と理解してくれたか、本人が招いたことのように理解する人はいなかったか、など周囲の理解がトラウマ反応の経過に影響する。

・**出来事によって、周囲はどのように変化したか。**

例えば周囲の人が優しくなったり、助け合いが生まれたり、手厚いサポートが得られたりなど、それまでなかったものが得られることもある。逆に、皆と疎遠になったり、孤立したりなど、失うものが多いこともある。

また、サポートなどは、しばしば、一時的に増え、やがて減るという経過をたどりやすい。その変化はトラウマ反応の回復を妨げることがある。必要なのは、適切な理解と粘り強い支援である。

●脆弱性と回復力

以上のように出来事の前後の要素によっても、トラウマの様相は大きく変化する。つまり、出来事を跳ね返す力（回復力、レジリエンス／resilience）と、出来事に対するもろさ（脆弱性《ぜいじゃくせい》／vulnerability）と整理することもできる。人に支えられることが多く、生活にも余裕があると、跳ね返す力は強まるが、孤立し、生活にゆとりがなくなるともろさが強まる。跳ね返す力や脆弱性は、その人固有の部分もあるが、環境などの影響を受け変動するものである。跳ね返す力を強める最大のものは、人との繋がりではないかと思う。

●再トラウマ化という危機

トラウマが癒えていないときに、治療や支援の中で過去のトラウマと同様のトラウマが加わることを、再トラウマ化という。たとえば、子ども時代に虐待される体験があり、学校で体罰があったりすると、トラウマ反応は深刻になる。恐喝などの犯罪の被害にあった人に、事情を詰問するように詳しくたずねたりすると、そのこと自体が外傷的体験となり、出来事を生々しく思い出させ、傷口を広げてしまうことがある。女性の性被害を、男性がきつい口調でたずねるなどのことも、同様にぜひとも避けたい。再トラウマ化とは、傷口に塩を塗るようなもので、傷を悪化させる。しかし何が再トラウマ化をもたらすかはわかりにくいことが多く、冗談や軽口の中にそうしたものが含まれることがあるので、気をつけなくてはならない。

●社会構造とトラウマ

トラウマは決して現代になって起こるようになったものではない。恐い出来事がトラウマとなり、トラウマ反応を起こすということは、人類の歴史とともに認められたものであろう。恐い出来事の実数が増えているのかどうかわからないが、虐待の児童相談所への通告件数や、ＤＶの相談件数は、統計上は明らかに増加している。それは、虐待やＤＶは以前からあったが、人々が知識をもつことによって通告・相談される件数が増加しているのか、それとも虐待やＤＶの実数が増加しているかはよくわからない。おそらく両方ともあるのではないかと思う。

社会の変容は、虐待やＤＶなどに大きな影響を与えているように思う。

第一次産業・第二次産業に従事する人が減り、第三次産業に従事する人が大部分となるという産業構造の変化とともに、地方から都市に人が移動し、都市に人が集中するようになった。それとともに、それまであった、伝統的な三世代同居の大家族が減り、親と子だけの核家族が増加した。親戚や知人・友人などからなる地域の支えが薄くなり、家族が孤立しやすくなった。それは、人々がそれまでの大家族や地域のしがらみから解放されるというプラスの側面もあり意味ある変化ではあったが、同時に人や家族の孤立を招くものでもあったのだと思う。個人の独立や自由と孤立や孤独は、表裏一体のところがある。近代個人主義を先駆的に牽引《けんいん》してきたイギリスが、孤独というものを大きな社会問題としてとりあげ、孤独担当大臣を設置した（孤独問題担当国務大臣、二〇一八年）ことは、この問題の深刻さを考えさせるものである。

大家族に比べて核家族は守りが弱い。家族の一人が病気やけがをする、不安定な雇用や失職するなどの問題を抱えた時、家族は経済的にも精神的にも不安を抱え、余裕を失いやすい。家族成員の数が少ないと、家族関係の問題が煮詰まりやすく、また逃げ場所もなくなりやすい。家庭が密室になるのである。特に不登校や失職などで家族の接触時間が増えるとその傾向が強まりやすい。そして、誰かが、間に入って仲裁するということが難しくなる。トラウマの要因となる出来事が起こりやすくなる。家族とは少し距離のある人が家に入るということは、簡単なことではないが、家の密室化を防ぐためにはとても大切である。家の風通しをよくするのである（第7章参照）。

出来事やトラウマの受けとめかた

ここで、誤解がないように書いておきたい。虐待・性暴力・ＤＶなどの出来事は、法的に許されないことであり、犯罪として訴え、法的に判断され罰せられないといけないものである。まず、きちんと犯罪として問い、同時に、本人の安全を確保することが求められる。その際心理的な支援も必要なことが多いが、心理的な支援がまず求められるものではない。

ただ、それは広い意味でのトラウマの一部のことである。出来事の中には、倫理的に許されないことであるが犯罪とまでは言えないとか、見る人によってその様相が異なって見えるとか、相手には何気ないことであるが本人にとっては苦痛な体験であるというような、白黒がはっきりしないグレーなケースが多く散見される。しかし、たとえグレーな出来事でも、本人にとってはトラウマになる場合がある。さまざまなトラウマ反応が起こってくるのだ。生きて行く中で感じるトラウマは、このようなグレーな出来事から起こることが多いのである。

●トラウマ体験は成長の機会となることもある

トラウマ体験のない人生があるかというと、程度が小さいか大きいか、少しかたくさんかは別にして、トラウマのない人生はない、と僕は思う。そしてトラウマが、自分を見つめる、自分の生き方や将来を考える契機となることもしばしばある。「トラウマ体験は成長する機会なんだ。負けずにがんばれ！」と激励するのは、絶対にしてはならないことだが、その人の人生で意味あるものに反転し、成長の機会ともなることがあるというのは、先人たちが教えてくれていることである。

第3章　トラウマ反応という心の働き

トラウマ反応というのはその人を苦しめるものでもあるけれど、同時に、こわい出来事から、その人を守ろうとする働きでもある。諸刃の剣とでもいうか。たとえば、風邪で三八度台の熱が出ている時を考えてみよう。風邪をひいて高い熱が出ているときは苦しいし、発熱という風邪の症状で苦しめられるのだけれど、身体の内では、白血球などがウイルスや細菌と戦っている結果でもある。一生懸命、身体がウイルスや細菌と戦ってくれているのだ。だから、熱が出るということには、苦しいというマイナスと、戦ってくれているというプラスの両面がある。それと同じことがトラウマでも起こる。

心身が緊張した戦闘モード――警戒態勢と感覚麻痺

第1章、第2章でも書いたけれど、トラウマ反応の一つに警戒態勢が続くというものがある。何か危険なことがあっても、すぐに対応し反撃できるように自律神経系や内分泌系が常に戦闘モードとなっているのだ。些細《ささい》な物音にも敏感に反応し恐がる。いつも必要以上に緊張した状態が続く。これはその人が危険な出来事に合わないように自分を守っている、心や身体にとっては自然な反応でもある。

しかし、いつも緊張状態を続けるには限界がある。時々、ボーっとして、周囲からの刺激に反応できなくなることがある。感覚や感情が麻痺《まひ》した状態である。コンピュータがフリーズするのと同様に、脳がフリーズしたと考えたらいい。緊張状態は負荷がかかるので、脳を守るため、時々フリーズするのである。

このように過度な緊張が続くと、対極的な、警戒態勢と感覚や感情の麻痺が混じったような状態となりやすい。

●脳が興奮し、活発になるとどうなるか

心臓という臓器が血液を身体に送り出すように、腎臓という臓器が老廃物を体外に排出するように、脳は心の活動を生み出す臓器である。恐い出来事は、脳に刻み込まれるように記憶され、しばしば脳の興奮とともに、リアルにフラッシュバックされてくる。

脳が興奮すると、不安や恐怖だけでなく、イライラしたり、些細なことで怒りやすくなったり、考えが悲観的・否定的になったり、人の言葉に悪意があるように感じたりするようになる。物の捉え方（認知）や考え方が歪《ゆが》みやすい。そのため、周囲の人と衝突や喧嘩《けんか》をするようになったり、逆に自分の内にこもったりするようになることもある。脳が興奮し、心が動揺するのである。あとになれば「悪い方に考えすぎだ」などと思えても、その時はそのようになかなか考えられないのだ。そういう状況に追いつめられる。

睡眠は、脳の活動を低下させ、心身を休息させるためにある。しかし、脳が興奮し活動していると、頭がさえて眠気がこず、寝付けなくなるし、寝てもすぐに目が覚めて、眠りが浅くなったりする。悪夢を見るようになる。逆に、睡眠が気持ちよくとれると、脳の興奮は鎮まる。一晩眠ると、「昨日は何であんなことを考えたのだろう、どうしてあんな気持ちになったのだろう」と冷静になる。

脳の興奮を鎮め、気持ちや考えを和らげるのに一番の薬は睡眠だ。僕はいろいろな人に「一晩眠って考えよう」「明日、考えよう」と話す。それはまず脳の興奮を鎮めたいからだ。脳と心を分けて考えることは大切だ。

脳の興奮については、ある働き者の男性から「残業がつらい」と言われて、改めて考えるようになった。

〈事例〉 好きなことをする時間がないと頭が休まらない二〇代の男性

男性はコツコツと粘り強く働き、その真面目な仕事ぶりは職場でも高く評価されていた。しかし、予定の変更、臨機応変な対応、考えや気持ちの切り替えなどは苦手で、自閉スペクトラム症と本人も僕も考えていた。仕事はきちんとしていたのだが、収入は少なかった。

ある時、「このところ残業が多くて疲れます」と言う。この男性の話としてはすこし意外に思われ、「でも残業が増えたら、給料が増えるというプラスもあるんじゃない?」とつい言ってしまった。すると男性は、「僕は、仕事が終わって家に帰り、ご飯を食べて風呂に入り、自分の好きなことを二時間くらいしないと、頭が休まらないんです。残業が増えて、好きなことをする時間が減ると、昼間の嫌な出来事や昔のつらかった出来事が次々と頭に浮かんできて、眠りにくいし、翌日の朝に疲れが残ってしんどいんです」と話すのだ。

確かにその後も残業が続くと、疲れがたまってぐったりとし元気がなくなってくるようだった。男性は、「仕事の時間が長いのがしんどいのではないんです。好きなことをして楽しむ時間がなくなるのがしんどいのです」と言う。仕事時間は緊張していて脳が興奮し、家に帰ってもその興奮は続く。それを鎮めるには、好きなことをする時間、リセットする時間が必要ということがわかった。僕は男性のことを十分に理解できていなかったことを謝った。

それ以来、仕事や勉強や人間関係などで疲れた時に、脳の興奮をどのように鎮めたらよいかと考えるようになった。好きなことや楽しいことの時間、無駄なように見える時間の、本当の価値がわかるようになった。

今、誰もが使っているスマホやパソコンは、たくさんの情報が入ってきて脳を刺激する。布団に入るまでしていたのでは、脳の興奮が続いて、眠りにくいし眠りも浅くなりやすい。僕もそうだ。布団のなかでタブレットを見たりすることがある。なるべく刺激の少ないものを見るようにしているけれど、それでも寝つきが悪いことがある。特にトラウマ体験は、その人を警戒態勢にし、脳の興奮状態を持続させやすい。だからこそ、脳の興奮を鎮めることが大切になる。

回避という心の働き

回避とは、不快な記憶や考えを避けようとするとか、思い出させるような場所や人物を避けようとする、というようなことをいう。恐いものを避けようとするのは自然な反応であり、危険を避けるということからも意味あるものである。ただ、特定の考え、場所や人物を避けるというのは、その人の言動を制限するものであり、とても不自由である。

もう一つ問題がある。危険を避けるために回避をするのは当然であると感じられているのならいいのだが、しばしば当の本人は「恐いことから逃げようとする弱い人間だ」「避けるなんて情けない」などの否定的な感情を抱きやすい。それだけでなく回避を克服しようと思ってもうまくいかず、もっと苦しむこともあるので注意が必要だ。

僕の例を挙げよう。

大学に進学し一人暮らしをはじめたとき、駅前の繁華街でやくざ（大物ではない。いわゆるチンピラだったように思う）に恐喝されたことがあった。身体が少しぶつかったという程度のことだったと思う。突然の大声での恫喝《どうかつ》だったので、金縛りにあったように声が出ず、怒鳴られるまま、最後に金を要求された。貧乏学生だったことが幸いしてか、ポケットには硬貨が数枚ある程度（それでも当時は学生食堂が安く、一日の食費としては十分だった）。不思議なことだが、恐喝した相手がそれを気の毒がり、金をやろうかと言い出した。断って、逃げるように別れた。自分にはとても長い時間のように感じられたが、実際はそれほど長くなかったのかもしれない。

それ以来、駅前の道、その一角に近づけなくなった。どうしても駅に行かなければならないときは、その場所を避けて、遠回りをするようになった。そんな自分が情けなく、弱い人間だと恥じていた。そして、恐いことを避けない強い人間にならねばと思い、そうなれない自分にいつも苦しんでいたのだ。このことは、親しい友人にも、誰にも話すことなく、時間が経《た》った。

ただ、その場とその事実を回避しながらも、それ以外の日常生活に大きな支障がなかったことが幸いしたらしく、それなりに生きていた。駅前の道を平気で歩けるようになるまで、一年以上の時間がかかったように思う。今になって思えば、こんなのはトラウマのうちにも入らないいくらいだ。でも、その当時ははっきりトラウマだった。

解離という心の動き

恐い出来事の記憶がぼんやりしてしまう、時には忘れてしまうということは、時々起こることだ。それは、恐い出来事の体験や記憶を、自分の心から切り離してしまう、解《かい》離《り》という自動的な安全装置が働いているからである。自動的というのは、自分が意図して、とか、故意に行っている、とかいうものではないという意味である。煙がでれば消防の安全装置が自動的に作動するのと同じだ。身体のケガに「かさぶた」ができ、少しずつ癒《い》えていくように、心の傷には解離が起こり、少しずつ癒えていくのである。だから、解離（心のかさぶた）が起こると、恐いという気持ちがなくなるだけでなく、出来事の記憶さえもなくなることがある。

叩《たた》かれる、怒鳴られるなどの恐い体験をしているとき、心が、恐い体験をしている部分を心の本体から切り離すと、恐さから逃れることができる。そして、体験に距離をおいて、自分のことなのに、人ごとのように眺めるようになる。

僕は、昔、目の前で刃物を突き付けられたことがあった。しかし、その瞬間、不思議なことに恐怖を感じず、極めて冷静であった。刃物に対して冷静に振る舞い対処した（ように周囲の人には見えたらしい）。問題はその後だ。夜、家に帰ってから、恐怖が襲ってきた。刺されていたらどうなっていたかと恐くなって、心臓がドキドキし、身体ががたがたと震え、汗をびっしょりとかいた。その晩はほとんど眠れなかった。このとき、刃物を見た瞬間に起こったのが解離だ。恐いと感じる自分を切り離し、残りの部分で対応したのだろう。安全になり解離がとけると、恐くなったのである。僕の場合とは違うが、勇敢な行為と見えることも、時に解離が関係している場合がある。「火事場の馬鹿力」という言葉があるが、火事の恐怖を感じる部分が切り離され、心の本体が「馬鹿

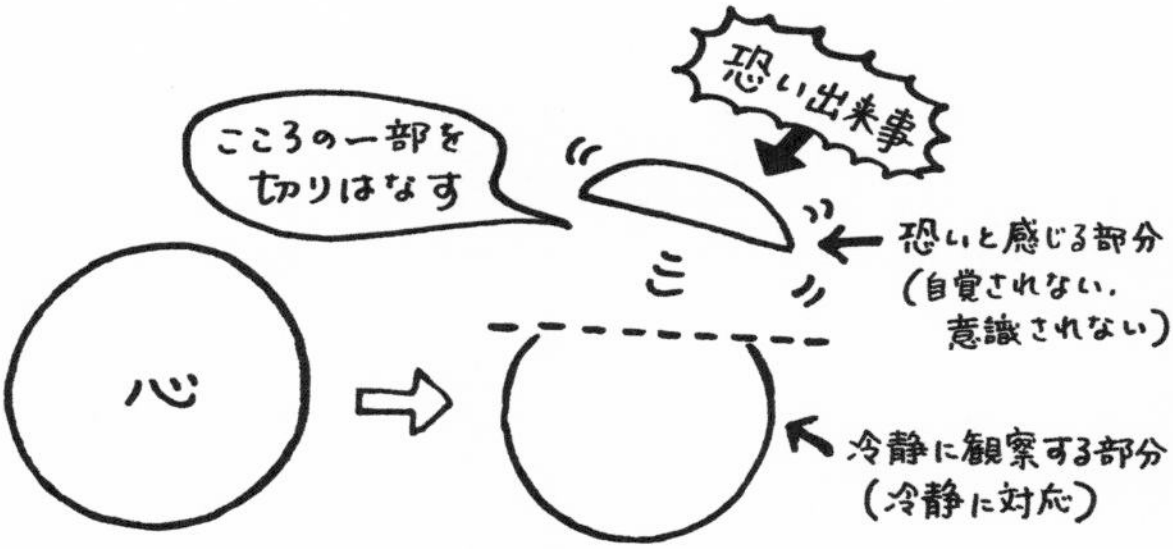

解離のイメージ

力」を発揮するのである。

たとえば、繰り返し誰かから暴力を振るわれるということがあると、一時的な解離が、持続的な解離や複雑な解離になったりすることがある（解離性障害と呼ばれたりする）。

●にこやかに、静かに涙を流した女性

ここでは、解離が一時期、その人をつらさから護ってくれていた例を紹介したい。大きな災害に出あった女性であった。女性から、僕は解離の大切さを教えていただいた。

〈事例〉大きな災害に出あい危機一髪で救助された高齢の女性

一人暮らしをしていた女性は、災害にあい、危機一髪のところで救助され一命をとりとめた。その後、親戚の家に身を寄せていたが、恐かった場面を繰り返し思い出し、どうしようもない不安や恐怖を感じ、悪夢を見るようになった。飲めないお酒を大量に飲んでまぎらわそうとしたり、取り乱したりもした。そして、僕のところにやってきて、あまりにもつらそうだったので、しばらく静養をということで入院となった。

入院後、女性の表情はにこやかといってもよいくらいになり、少しずつ静かに穏やかに災害のことを話しはじめた。自分のことであるが、まるで誰か他の人のことを話しているような淡々とした口調であった。でもとても大きな被害を受けたことについての話だったので、思わず「大変だったですね」と話すと、穏やかな表情のまま、笑顔のまま、静かに涙を流された。入院する前後から、不安や恐怖から女性を護るための、解離が起こったのだ。

「救助されたことは覚えているが、その前後のことはよく思い出せない。入院の頃のこともぼんやりしている。家がなくなった。これからどうしたらいいか」と静かに話し出した。災害時の恐怖、長年築いたものの喪失、そしてこれからの不安などが想像され、女性の抱えているつらさがひしひしと伝わってきた。解離が想像を絶する不安と恐怖から、女性を護ってくれていると感じた。心の安全装置、シャッターが降りていたのである。だが「心を護っている解離がとれて、不安や恐怖に向き合うにはまだ早い。この解離は大切にしよう」と思った。そして、女性の住まいをはじめとする生活基盤を整える支援からはじめた。半年ほどの時間をかけて、女性は、少しずつ少しずつ回復し、これからの生活の準備を整えて、地域での生活に戻っていった。その頃には、解離はなくなり、災害の恐怖やこれからの不安なども普通に話せるようになっていた。

恐い出来事によるトラウマは、解離を起こしやすい。解離といっても、程度はいろいろである。恐い出来事の記憶が全くなくなる場合もあるし、女性のように不安や恐怖という感情だけが切り離される場合もあるし、時には、解離が充分ではなくて、時々、恐い感情が湧き起こる場合もある。完璧に切り離すということはなかなか難しく、恐い出来事を思い出させるような些細な刺激で、切り離された心の一部が動き出して、激しい怒りや悲しみが噴き出すこともある。

●忘れているフリではない！

支援する人に気を付けてほしいのは、解離は「忘れているフリをしている」とか、「嫌なことから目を背けている」というような、本人が意図してやっているものではないということである。解離とは、不安や恐怖を感じる自分の心の一部を切り離し、自分を護ろうとするものである。恐い出来事から自分を護るために、心に自動的にシャッターが降りるようなものである。意識してではなく、自動的にシャッターが降りると、不安や恐怖を感じなくなる。しかし、シャッターが降りているからといって、外のことが分からなくなるのではなく、外で起きていることはよく分かっているのである。

軽い解離の場合、「自分と人や世界の間にフィルターがあるような感じです。フィルター越しに話しているような感じで、現実感がないのです」などと話す人がいるが、これは軽い解離の一つで離人症状と呼んだりしている。

第4章　トラウマと向き合う――トラウマに苦しんでいるあなたに

本章は今、心のいたみやトラウマに苦しんでいるあなたに是非読んでほしい。トラウマに苦しむとき、それをどう考えたらいいかという、向き合いかたについて、僕が若い人たちにアドバイスしていることだ。特に、自分が悪いのではないことは知っておいてほしい。自分で「そうだなー」と納得できるところは、是非とも実行してほしい。どうもしっくりしないところ、納得できないところは読み飛ばしてほしいし、むしろ実行しない方がいい。

「自分は悪くない」と繰り返し唱えよう

恐い出来事の被害者であり、自分は悪くないのに、「自分が悪い」という気持ちになることがある。暴力を振るっていたのは親であり自分は被害者なのに、「自分が悪い子どもだったから」と自分を責めることがある。親から暴力を振るわれる時の「お前が悪い。何度言ったらわかるんだ」というような責める言葉が頭に残っているからである。大切な人から「お前が悪い」と言われ続けると、それが頭に残る。だがそれは間違いだ。どのような理由があったとしても、暴力を振るう方が悪いのだ。

犯罪であれば、悪いのは当然相手であるのに、「油断していた自分が悪かった」と自身を責めていることがある。「注意をしていたら、あんなことにはならなかったのに」という周囲の言葉が頭に残っているからかもしれない。だがこの場合も、悪いのは明らかに相手なのだ。

災害であれば、「他の人は亡くなったのに、自分は生き延びてしまった」と自分を責めてしまうことがある。他の人が亡くなったのに、自分は生き残って申し訳ないという気持ちが湧いてくるのだ。災害はとてもつらい出来事だ。だが、それは自分が悪いために起こったのではない。

何はさておき、「自分は悪くない」と思うことが大切だ。「自分は、その時その時を一生懸命に生きてきた。自分は悪くない！」と、「自分は完璧でも完全でもないが、自分なりに頑張って生きてきた。自分は悪くない！」と、繰り返し、自分に言い聞かせることが大切だ。「自分が悪い」という考えは頭の中にしっかりと根付いていることが多く、いろいろな時に湧いてきて、本人を苦しめる。お経のように、呪文のように「自分は悪くない!」と繰り返し唱えなければ、「自分が悪い」という考えに動かされてしまう。そんなとき、周囲の人が気持ちをわかってくれて、「あなたは悪くない」と言ってくれたりすると心強い。

「自分が悪い」という考えが頭にあると、そこから「自分はダメな人間だ」「自分なんかいないほうがいい」「自分に生きる価値はない」という、否定的、悲観的な方向へと考えが進みやすい。それだけでなく、「ダメな自分を傷つけたい」「消えてしまいたい」というような気持ちや衝動が湧いてきやすくなるので、要注意だ。だからこそ「自分は悪くない」と繰り返し念ずる必要がある。

不安定な自分と付き合う

●生活リズムを整える

人と世界への信頼が揺らぐとはどういうことだろうか。たとえば、人の一言や何気ない表情や振る舞いが気になって、ある時はとてもよい人に思えるのに、ある時は信用できないひどい人のように思えたりして、人がなかなか信じられなくなる。好きな人に裏切られるように思えて信じられず、「裏切るのではないか」と攻撃してしまう。感情も、ちょっとしたことで急にうれしくなったり、時には急に腹が立ったりキレたりする。自分でもこれではいけないと思うが、変えられない。それどころか、そんな自分を、周囲の人が叱ったり注意したりすると、余計に腹が立ったり傷ついたりしてしまい、どうしたらいいのかわからなくなる。人間関係も、感情も、刻々と変化する……そんな不安定な毎日を過ごすようになるのである。

人と世界への信頼が揺らいでいるという状態で生きていくということは、波に揺すぶられながら危なっかしく進んでいる船に乗っているようなものだ。自分というものが安定していないのだ。

では、心が安定していないときはどうしたらいいのだろうか。僕はまず、自分が生きている毎日を変化の少ないものにするように勧めている。生活というものは、自分を入れている器のようなもの。生活という器がグラグラしていると、自分もますますグラグラしてくる。一日の大きなリズム、例えば何時に起きて、学校や職場に行き、何時頃に帰って、ご飯を食べて、何時頃に寝るというような生活リズムを整える。人、特に新しい人との出会いは楽しみでもあるが、それが刺激となって不安定にもなりやすいので、新しい人との出会いは少なめに絞る。刺激の少ない、リズムの整えられた生活を送っていると、その中で、人に対する不安定さや感情の不安定さが少しずつ和らぎ、人と世界への信頼が形作られていく。「穏やかで平和な日常生活」を送るということこそが大切なのだ。

●トラウマ・スイッチを探す

僕の例で見てみよう。僕は、ごく最近まで、日曜日の昼のＮＨＫ「のど自慢」の鐘の音を聞くと、心が不安になっていた。鐘の音に罪はない。「のど自慢」の鐘の音を聞いていて、全国各地に「穏やかで平和な日常生活」が訪れていることを実感する人が大部分であろう。だから根強い人気があるのだ。

だが、僕には、「のど自慢」の鐘の音が「日曜日が終わるぞ！」という合図のように聞こえる。学校に行くのがしんどかった思春期、夕方に放送される「サザエさん」よりも早く、鐘の音に打ちのめされていた。「のど自慢」の鐘の音が聞こえる前から、「もうすぐ聞こえるのではないか」と不安になったりしていた。だから実は今でも、わが家では「のど自慢」の鐘の音は聞こえないようにしている。

この鐘の音のように、日々の生活のなかに潜む、トラウマを思い出させるスイッチに気づくことが重要だ。それは言葉であることもある。「うるさい。静かにしろ！」というような注意する言葉や、「あんたなんか、知らないよ」という突き放すような言葉が、昔の虐待を思い出すスイッチになる人もいる。スイッチに気づいたら、スイッチを入れないように気をつけることが大切になる。環境をできるだけ整えるのだ。

トラウマをしまっておく

●とりあえず見えないところにしまう

トラウマは、忘れようとしても、関係なくフラッシュバックしてきて、思い出しやすいものである。だから、そのことについて何度も考えてしまいやすい。「考えないように」と言われても、そうすることができないのだ。「何とかしよう」と思っても、何とかしようがない。そんなとき、思い出されたトラウマを、とりあえず、心の中の見えないところに、仮にしまっておくということを勧めている。

トラウマを考えるのでも、解決するのでもなく、見えないところにしまっておくのである。部屋を片付けるときの要領と一緒だ。とりあえず見えるところの大きな物を箱や棚にしまい、目に見える範囲をきれいにすると、それだけで、気分が少しスッキリするものだ。それと同じように、心の中に整理箱やタンス（少しガッチリしたものがよい）をイメージし、繰り返し思い浮かぶトラウマを、その中にしまうのを繰り返すのだ。トラウマは簡単に消えるわけではないが、トラウマに伴う不安や恐怖、嫌な気持ちなどが少し和らぐ。フラッシュバックの回数も減ってくる場合が多い。

第3章で書いた「解離」や「回避」は、意図せずに自然に起こってくる反応であるが、「とりあえず見えないところにしまっておく」というのは、自分で意図して「しまっておく」というものである。

●心を隠す力

トランプ遊びのババ抜きをやったことがあるだろうか。僕が子どもの頃は皆が集まった時によくやったものだ。いちばん早く手持ちのカードがなくなったら勝ち、ジョーカーをもっていたら負けという単純なルールで、誰でもできる楽しいゲームだ。このゲームのポイントは、自分のところにやってきたジョーカーをいかに隠すか、誰がジョーカーをもっているか読みとれるか、というところにある。手許《てもと》にあるジョーカーにドキドキしてしまい、表情がうかない顔になったり振る舞いがソワソワしたりしたら、相手に気づかれてしまい警戒される。誰がジョーカーを持っているかを探ろうとしたら、表情や振る舞いの向こうにある、相手の心を読まなければならない。自分のドキドキやワクワクを心の中に秘める力、相手のドキドキやワクワクを読む力が決め手になる。

この秘める力、読む力は、もちろん子どもの頃から成長とともに次第に身についていくものだけれど、やはり得意な人もいるし、苦手な人もいる。

心を隠す力をつけることはとても大切。同じトランプ遊びのポーカーでは、手持ちの札を相手に読まれないように、表情を隠す「ポーカーフェイス」が重要という。心を映し出す顔の表情を意識して、無表情にするのだ。心を隠すには、自分の表情を意識して変えて「ポーカーフェイス」にするとよい。顔の表情は心を守る大切なものだ。いつもにこにこと笑顔をキープして心を守っている人もいる。表情で守るのだ。誰にでも、人には知られたくないこと、話したくないことがいくつかあるものだ。トラウマも誰彼に話すことではなく、基本的には心の中にしまっておいてよいものだ。化粧や服装で守っている人もある。ファッションで心を守る。これも大切なことだ。

●心を開く力

しかし、いつもババ抜きをしているように心を隠すことに一生懸命になっていると、相手から見たら、「何を考えているのか分からない人」ということになる。そうすると、人間関係がうまく築けなくなる。だから、心を開いて、相手に気持ちや考えを伝えることも大切。心を開くことで、はじめて自分の気持ちや考えを伝え、そして相手の気持ちや考えを受け取るという、やりとりができる。この気持ちや考えのやりとり、言葉のキャッチボールは、人と人が繋《つな》がるためにとても大切なものだ。このキャッチボールを通して、つらさや苦しみ、喜びや楽しみを、共有することができる。これは、生きていく基盤になるものだ。

心は少しずつ開くのがコツである。つらさや苦しみでも、小さなものから伝えるのがよい。大きなものは、小さなもののキャッチボールを繰り返した後にしたい。突然、大きなつらさや苦しみを投げると、自分も不安になるし、相手が受け止められないことがあるからね。

トラウマは、慎重に相手を見て、信頼できる人だと思ったら、話してもよい。相手に伝え、分かってもらえたという体験は、トラウマの苦痛をいくらか和らげる。それだけでなく、トラウマを少し冷静に見ることができる。

●グチを漏らす力

心を少し開く方法の一つとして、グチを漏らすというのがある。グチは、相手に直接、投げかけられる言葉ではなく、相手と自分の間にポトリと落とすようなものだ。だから、グチは投げるのではなくて漏らすんだね。だが、グチを漏らすことによって、心が少し楽になる。それに、グチは、相手に真剣に受けとめられる訳ではないけれど、いくらか伝わっているものなのだ。

我慢を続けていると、たまった怒りや不満が、爆発して止まらなくなることがある。ストレスで身体を痛めることもある。だから、腹を立てない我慢強いよい人になってはいけない。「弱ったなー」「困ったなー」と、時には「腹立つよー」などと、グチを漏らすのだ。もし「何が?」とたずねられたら、「いろいろとね」などと答えたらよい。グチの効用について書いたが、実は、僕はグチが得意ではない。人前でグチが言えず、一人でいるとき独り言でグチを言っている。それでもいくらか効果がある。

恐い時は逃げろ!

恐い出来事が続いている場合でも、今起こった場合であっても、あなたが恐い出来事に直面しているとしたら、とにかく逃げるということを勧める。

出来事を前にして、「恐がる自分は弱い人間だ」と情けなく感じることがある。自分に自信を持ち、「自分は強い人間だ」と思っている人ほど、恐いと感じる自分を許せなくなることもある。だが「恐い」というのは自然な気持ちである。「恐いものは恐い」「嫌なものは嫌だ」ということをまず認め、そこから出発しよう。

恐い時は逃げる。恐いものから逃げる。これは、生きもの、動物としての、危険を回避する本能的な行動である。恐い時は逃げる。いじめを受けたら、まず逃げる。家の中で暴力を振るわれたら、まず逃げる。性暴力でも、まず逃げる。これが鉄則だ。逃げるのは、卑怯者《ひきょうもの》、臆病者……。そんなことを考えるかもしれないが、それは間違いだ。危険なことから逃げるのが、人間として正しいありかたである。とにかく逃げて、それから考えればよい。登山でも「山から降りる勇気」というが、逃げるのにはしばしば勇気が必要である。

だが実際には、逃げる、避けるは、簡単ではない。犯罪や虐待など、自分の力で避けられないものがたくさんある。その時は、逃げるチャンス、助けを求めるチャンスを探すのだ。

漫画家の西原理恵子も、「……生きのびてください。逃げてください。学校はいじめられてつらい思いをして行くようなところじゃない。長い夏休みだと思って欠席してください。一六歳まで生き延びて」と、「逃げる」ことを勧めている。心強いことだ。

トラウマを話す

●話すか、話さないか

トラウマを話した方がいいか、話さない方がいいか、と質問されることがよくある。僕は、まずは心の中にしまっておくことを勧める。どのようなトラウマかにもよるけれど、心の中にそっとしまい、秘密にしておくことを勧めることが多い。一生、心の中にしまっている人もたくさんいる。それは悪いことではない。だけど、心の中にずっとしまっているのは、なかなか苦しいものだ。トラウマについて、あれこれといろいろと考えて苦しい状態が続いていく。そのような時に話すとトラウマが整理され、心の苦しみが和らぐことも多い。だから、信頼できる人が見つかったら、思い切って話してみるのもよい。身近にいなければ、カウンセラーや精神科医など、秘密を守る義務（守秘義務）を負っている専門家に話すという方法もある。そのときでも、この人に話していいかどうか慎重に考えたほうがいい。

街中を歩いている時などに悩んでいるふうのあなたを見て、優しそうな声をかけてくる人がいるかもしれない。ネット上にもいろいろな悩み相談サイトがある。優しく親切に声をかけられたら、自分のトラウマをつい話したくなることもある。だが、ちょっと待ってほしい。その人たちはあなたから何かを、例えばお金などを得ようとしている場合もある。あるいは、優しいと思った人が、暴力的になることもある。だから、優しく親切な人に出会ったら、気をつけてその人をよく見てほしい。騙《だま》されたら、トラウマの痛みが強くなる。繰り返しになるが、誰に話したらいいかよくわからない時は、カウンセラーや精神科医など守秘義務を負っている専門家に相談してほしい。

一番大切なことは、トラウマを話すか話さないかを決めるのは、周囲の人ではなく、トラウマをもつ自分が決めるということだ。これだけは、忘れないでほしい（第7章も参照）。

●トラウマを話すことがプラスになる場合もある

先程の話の続きだ。

身体のケガをこじらせて化膿《かのう》したりすることがあるように、心の中にトラウマを秘めているると、トラウマが「化膿」してしまうことがある。トラウマ反応を我慢して耐えているうちに、自分に対する自信のなさや他者への不信感など、前述したトラウマ反応の④⑤⑥（第2章）が強まっていくのである。だから、思い切って話すということもとても大切な選択の一つだ。

次に紹介する女性は、トラウマを話したことで、トラウマと向き合い、足を一歩踏み出せた例である。

〈事例〉 不安抑うつ症状があり、死にたい気持ちが湧いてくる二〇代女性

女性は、不安、抑うつ、いらいら、「死にたい気持ちが湧いてくる」などに苦しみ、僕のところにやってきていた。「自分はダメな人間だ」というマイナスの自己イメージ、「自分が悪いんだ」という罪悪感、「自分が嫌い」という自己嫌悪などで、とても苦しんでいた。

二年余り通院した後に、ある時ふと自身の受けた性被害について、涙を流しながら話しはじめた。「長い間苦しんできた。初めて話した」という。きっと二年間、そのことについて話そうかどうか迷っていたのだろう。しかし、ついに話そうと決心したのだ。被害を受けているのに、そのような被害を招いた自分を責めてもいた。僕はその話の内容に驚き、怒りを感じ、「とてもひどいことだ。犯罪だと思う。今からでも警察に訴えるという方法はある」と話した。冷静に聞くよりも、「相手が悪いと思う」という、僕の気持ちを伝えた方がよいと感じたからだ。長時間、女性は悩んだが、その日には結論が出なかった。その次の回に、女性はトラウマ体験を忘れるほうを選ぶと、自分の結論を話した。女性は、心の中でいろいろと悩んだのであろうが、自分で結論を出したのであった。

それが山場だったのであろうか。その後、女性は長くひきこもっていた家を出て一人暮らしをはじめた。その後、家庭をもち今は元気にしている。

トラウマについて話すというのは、トラウマを冷静にとらえる機会となる。話してわかってもらうと、それだけでいくらか苦痛が和らぐ。それが話すことの効果だ。

特に、今も続いているような出来事（いじめとか虐待とか）であれば、話さないと解決しない。この場合は、信頼できる人に話し、助けを求めよう。

なお、性暴力のようなトラウマ体験をもっていると思われる女性の場合、僕は信頼できる女性治療者に担当をお願いすることが多い。男性の僕がたずねるということが、新たなトラウマを作ることがあるからだ。だが、しばらくお会いしているうちに、ふと話しだされる場合は、僕に話しても大丈夫と思ってのことなので、聞かせていただくが、それでも途中で何回か「お話をうかがうことはできるのだけど、話しているとつらくなったり、話した後につらくなったりすることがあるけれど、大丈夫ですか？」とたずねる。つらい気持ちが一気に噴き出る時には「今日はこのくらいで、ストップしましょう」と止めることもある。

●トラウマは話し過ぎないほうがいい

自分のトラウマを、出会う人にすぐ話してしまう人がいる。自分の苦しみをわかってほしいという思いからであるが、いろいろな人に話してしまうと、逆に苦しみを強めることがある。トラウマの苦しみは、簡単に人にわかってもらえるものではない。「わかるよ」と言ってくれるかもしれないが、話した自分には、わかってもらえた感じがしないことが多い。だから、わかってもらおうと余計に話してしまう。話せば話すほど、自分が弱いダメな人間と思われているのではないか、その人が自分から聞いた話を誰かに話してしまうのではないか、などと不安になることも多い。話すことによって心の傷口が開き、そこから血が流れ出すように不安が強まり、人が信じられなくなったりする。トラウマは話し過ぎないことも大切なことだ。話すとしても、トラウマは心の中にしまっておきながら、信頼できる人かどうか確かめて話すものだと思う。

●「ながら」コミュニケーション

人に対する不信感が基盤にある場合には、カウンセリングなどで、一対一で話すときでも、セラピストに対して、頼りたい、でも恐いと心が揺れ動きやすく、不安定な関係となりやすい。そんな時、自分とセラピストとの間に「介在するもの」があると、コミ

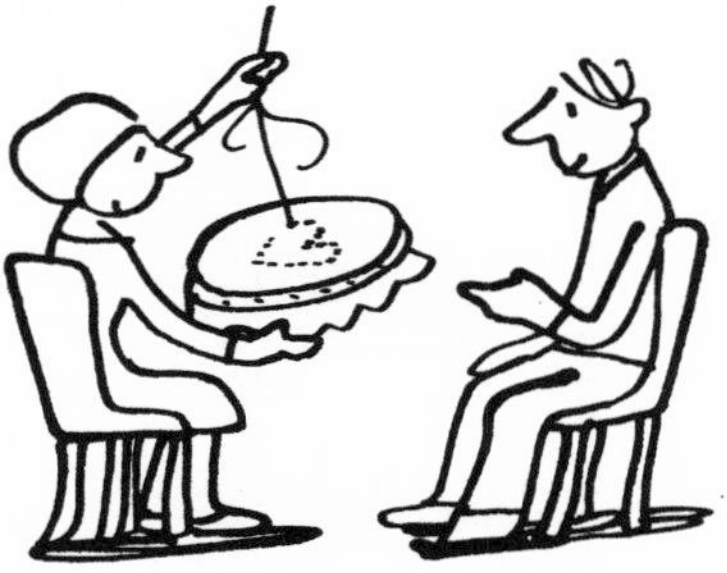

「ながら」コミュニケーション

ユニケーションや関係が安定してくるように思う。何かをしながらのコミュニケーション、僕はこれを「ながら」コミュニケーションと呼んでいるが、それが関係を安定させやすいように思う。

たとえば、手で何かを作ったりするのが好きな人には、編物、刺繍《ししゅう》、木工や陶芸などで手を動かしながら、話すのがよいように思う。編物や木工などのやり方についての質問などからはじまることが多いが、自分が気が向かない時には手だけを動かしておけばよいので、何かを話さなければいけないというプレッシャーから解放される。具体的な何かを介して人と繋《つな》がることができる。手を動かしていると、不思議なことに、日常生活の困りごとの相談などが自然に話せたりする。何かの作業をしているときに、言葉が出てくるのである。そして、人との安定した関係を体験することもできる。それだけでなく、何かしらの形あるもの（作品）ができる。これらは作業療法（作業や日常生活の活動を通して働きかけるもの）と呼ばれることもあるが、作業療法はとても大切な心理療法（心に働きかける治療）だと思う。

園芸や農作業も同様である。土を耕し、種を播《ま》き、水をやり、肥料をやり、と手を入れている合間に、ぽつりぽつりと言葉を交わす。これがよいように思う。園芸も農作業も、心理療法となる。具体的な何かを介して話すことが、人間関係を安定させるのによいのである。

トラウマを見つめる

●自分のトラウマを見つめてみる

夏になるとレジャーランドやお祭りなどで、「お化け屋敷」が催される。薄暗い中で突然現れる妖怪などに遭遇して本当に恐かった思い出がある。だが、「お化け屋敷」から外に出て、昼間の明るい日差しのなかで、手を振って見送ってくれる妖怪たちを見ると、恐い気持ちが一転して安心し、面白かったと感じられるようになる。

「お化け屋敷」ではないけれど、よくわからないものは恐い。だから、自分の体験した恐い出来事がどんなものであったのかを、少し冷静に客観的に見ることは大切だ。もちろん、恐い出来事を見つめるのは恐い。特に一人で見るのは恐い。信頼できる誰かに側にいてもらって、一緒に眺めるようにすると、いくらか冷静に見ることができる。恐い出来事を見つめるということのプラスは、見つめることによって恐い出来事の形がはっきりとし、何が恐いのかがわかり、その対策を考えることができることである。

●忘れているトラウマを思い出すことは大切か

先に、トラウマを見つめてみると書いた。それと似たようなことだが、忘れている恐い出来事を思い出したほうがいいのか、思い出さないほうがいいのか、と質問されることがある。僕は、無理をして思い出そうとすることはよくないと思っている。それはケガの「かさぶた」を無理やりはがそうとするようなものだからだ。心の傷から血が流れ、痛みはじめる。実際には、恐い出来事をリアルに思い出し、それに圧倒される。だから、無理をして思い出すのはよくない。

時間が経ち出来事を自然に思い出してくるときは、そのまま思い出したらよい。少しずつぼんやりと、しだいにはっきりと思い出す。その頃には、思い出しても圧倒されないくらい心が回復している。

●プルースト現象　よい記憶を思い出す

逆に、よい記憶を思い出すというのはとても大切だ。たとえば、フランス人作家のプルーストの長編小説、『失われた時を求めて』の中で、主人公は次のような想起をする。ひとかけらのマドレーヌが偶然入った紅茶を口に入れたとき、「その味覚は、マドレーヌの小さなかけらの味で、コンブレーで日曜日の朝（……）、おはようを言いにレオニ叔母の部屋に行くと、叔母はそのマドレーヌを紅茶やシナモンの花のハーブティーに浸して私に出してくれたのである」というはっきりとした記憶となってよみがえり、幸福な気分にしてくれたというものである。味と香りが記憶をありありと引き出したのである。

このように、ある特定の味や匂いから、それにまつわる過去の記憶が呼び覚まされる心理現象は、プルースト現象と呼ばれている。味や匂いが、過去の懐かしいよき体験の記憶を賦活し、幸福感をかもしだす。トラウマの記憶がつらい思い出の連鎖やかたまりであるのに対して、よい記憶を思い出すものである。つらい過去の記憶を引き出すスイッチはすぐに押されてオンになり、過去から現在までが一つのかたまりとなってその人を苦しめるものとなるが、よき過去の記憶のスイッチもあり、それもまた味や匂いだけでなく、何かがスイッチとなりうるのである。

たとえば音楽であれば、年をとっても、自分の青春時代の歌を聞いたとき、その時代の懐かしい記憶が思い出される。だからテレビでは懐かしの歌が繰り返し放送される。子ども時代や青春時代に見た映画を繰り返し見て、楽しい記憶を呼び戻している人もいる。温かく懐かしい記憶を賦活するスイッチを見つけることは、とても大切である。

心理臨床家の村瀬《むらせ》嘉代子《かよこ》は、「子ども時代の体験が一見ささやかに見えるものであってもそれを想起し、その体験の持つ肯定的な意味を被支援者と支援者が味わい直し、その意味を確かめることが被支援者のレジリエンスを発動させ、精神的回復を促す」という。過去のよい思い出が、その人を支えるのである。

心の体力をつける

●ほっとする時間を作ろう

身体の傷を癒《いや》すのに、栄養と休養をとって体力をつけることが大切なように、心の傷を癒すには、心の体力というべきものをつける必要がある。その一つが、ほっとする時間を作ることである。

仕事など、その日にすることを終え、風呂に入った後にぼんやりとテレビをみたりしていると、何となく一日が終わったと、ほっとくつろぐ。仕事などの途中でも、少しのお菓子を口に入れ、温かいお茶やコーヒーを飲むと、ほっと一息つく。気心しれた人たちと、たわいのない話をして笑ったりしていると、心がくつろぐ。トラウマがあると、張りつめた緊張した時間が流れやすい。気がつくと、張りつめたまま、毎日が過ぎていくこともある。だからこそ、生活に緊張と弛緩《しかん》のリズムを取り戻す必要があり、緊張を緩める時間、ほっとする時間が大切となる。入浴やお茶などを活用し、意識して、一息入れる（一休みする、一服する）ことが大切なのである。

●気象通報で心身を鎮めた女性

「気象通報」を知っているだろうか。気象庁発表の漁業気象通報等については、毎日、NHKラジオ第二放送で一六時から放送されており、気象ファンなら、もちろん知っていると思うけれど、僕はある人から、気象通報の効用を教えていただいた。その人はトラウマに苦しんでいる女性だったけれど、気象通報を聞きながら少しずつ穏やかで平和な気持ちと生活を取り戻していった。

気象通報は、「この時間は、気象庁予報部発表の今日正午の気象通報をお伝えします。はじめに各地の天気です。石垣島では、北の風、風力4、天気曇り、気圧1006ヘクトパスカル、気温31度。那覇では、北の風、風力5、晴れ、04ヘクトパスカル、31度。南大東島では、北北東の風、……稚内《わっかない》では、南南西の風、風力4、曇り、10ヘクトパスカル、21度。ウラジオストクでは……、ソウルでは……、北京では……、富士山は気温のみです。11度」などと読み上げられる。各地の天気が日本の南の地から北の地へ、そして近隣の諸国へと順々に読み上げられる。その後に、船舶の報告、漁業気象と続いていく。

女性によると、安定したリズムと深みのある声で、各地の天気を読み上げていくのを聞いているうちに、心が鎮まっていくという。気象通報を聞きながら、頭の中で各地をゆっくりと移動し、世界を思い浮かべていく感じだろうか。それは日本の各地の気象を聞きながら、それぞれの土地が日によって雨が降ったり風が吹いたり暑かったり寒かったり、荒れたり曇ったり晴れたりしながらも、その土地は変わらずにあることを、つまり僕たちの住んでいる世界は無事であるということを伝えてくれるのではないか、そんな気がしたのだそうだ。もちろんたくさんの気象通報ファンがいろいろな聞き方をしているのだろう。その人は、生きている世界は、人間関係も含めて、いつも刻々と変化しているけれど、世界は無事で平和であるというメッセージを休むことなく毎日送ってくれていると感じ、心のトラウマが癒されたのではないかと思う。

気象通報はあくまでも一例である。自分の好きな音楽を繰り返し聞くことであったり、同じ映画を繰り返し見ることであったり、漫画を繰り返し読むことであったりするかもしれない。自分の心を鎮める「定番」をもつことが大切なように思う。合唱の歌を歌ったり、聴いたりすることにも、きっと鎮める働きがあるにちがいない。

●小さな楽しみを増やそう

心の体力をつけるために大切なものの、もう一つが、小さな楽しみを見つけ、増やすことである。道に咲く草花を写真にとったり、スケッチしたりする。犬や猫などを撫《な》で、遊んだりする。好きなカップでお茶を飲む。上る朝日や沈む夕日をじっと眺め、空の色の変化とその静かな時間を楽しむ。町に残った古い商店街で、店の人と客とのやりとりを聞く。公園でベンチに座り、樹々を見て、小鳥がさえずるのを聞く。樹々の葉に日が差し、葉がキラキラと輝くのを楽しむ、など、自分が心地よく楽しいと感じる時間、小さな楽しみを見つけ、大切にする。その小さな楽しみを、貯金するように溜《た》めていく。それが、心の体力をつけるのには大切だ。

もちろん、大型のレジャーランドに行く、高級レストランに行くなど、大きな楽しみもいいのだが、大きな楽しみは、度々はできないことが多い。僕は、日々の生活の中に、小さな楽しみを見つけ、増やしていくのがいいと思う。小さな楽しみが増えれば、それが心の体力となり、トラウマは小さくなり勢いを弱める。

僕は路地が好きである。小さな鉢植えやプランター、自転車や三輪車が雑然と置かれている狭い路地を見ていると、そこに住む人の息遣いや日々の生活の温《ぬく》もりを感じる。だから、遠回りしてでも、路地を歩く。これで少し心の体力がつく。そんな気がするのだ。

第5章　からだを通して、トラウマを癒す

この章は、からだを通して、トラウマを癒《いや》すという方法について書いていく。僕が出会った何人かの若者たちの話が出てくる。どの人も、からだを動かしながら、トラウマを癒し、その姿に感銘を受けた。前章で、トラウマを心で受けとめることについて書いたが、トラウマを心だけで受けとめるのはなかなか難しい。からだを通して、トラウマを癒すという方法を見つけて併用してほしいというのが、僕の考えだ。

たとえば、体操、スポーツなど、身体を使うのは心のいたみを和らげるのによい。柔軟体操などで身体をほぐすことは、心と身体の緊張を緩めることとなり、それだけで治療的である。キャッチボールは、ボールを受けとめ、投げ返すということを繰り返すものである。これは、やがて言葉のキャッチボールにもつながるものであるが、人との間で、ボールや言葉をやりとりするなかで、はじめて人との関係が安定してくることがある。劇作家で歌人の寺山修司は、「ボールが互いのグローヴの中でバシッと音を立てる

たびに、二人は確実な何かを(相手に)渡してやった気分になる。/その確実な何かが何であるか、私にもわからない。だが、どんな素晴らしい会話でも、これほど凝縮したかたい手ごたえを味わうことはできなかったであろう」と書いている。

バッティング・センターから草野球チームに

ある男子大学生の話だ。自分のトラウマを、バッティング練習を続ける中で癒していった。最初に出会ったときの暗く沈んだ顔が、しだいに明るくなり、やがて輝くようになった。その変化が心に残っている。

〈事例〉 人を傷つけるかもしれないという強迫観念に苦しんだ二〇歳の男性

この大学生は「人に危害を加えてしまうのではないか」という考えが繰り返し浮かんで(同じ心配が繰り返し浮かぶのは強迫観念と呼ばれている)苦しみ、あるとき僕のところにやってきた。そもそも人に危害を加えるような人物ではなく、またそのような行為が、社会的に許されないことは十分に承知していたので、自分の中にそのような、思ってもいない考えが湧いてくるということ自体が、自身がおかしくなってしまったようで恐かったらしい。強迫観念の内容はあまりたずねられたくないようで、詳しくは語らなかったが、それまで誰にも話せなかったことをいくらか話したことで、少しほっとした様子であった。どうも虐待に近い、厳しいしつけがトラウマとなっているらしく、そのことを繰り返し思い出すようで、「危害を加えてしまうのではないか」という相手は、彼の近しい親族のようであった。自分を責めるような思いと相手への怒りが彼の中に強くあるように感じられた。

彼は定期的にやってきた。そして、ある時から大学が終わった後に、バッティング・センターでアルバイトをするようになった。小学校時代から野球は好きだったらしい。終業後に、彼も打たせてもらえるらしく、「思い切りバットを振ってボールを打つのが楽しい」と言っていた。「その時は、無心になれる」とも話した。野球部の選手みたいに、毎日、バッティングの練習をしている訳だから、腕があがる。そのうち、そこに練習に来ている人の目にとまり、近所の草野球チームから選手として出てくれないかと声がかかり、野球をするようになった。

それから打力がかわれて、試合の度に声がかかるようになった。試合でも活躍し、やがてなくてはならない存在となった。若いだけでなく、何よりも練習量が違うのだ。「何番？」と聞くと「四番」と照れたようにこたえた。それだけでなく、試合後に、皆で試合のことを話したりしながら、焼肉を食べビールを飲むのがとても楽しいらしかった。それを繰り返しているうちに、彼の強迫観念はしだいに楽になっていった。トラウマとなった出来事には触れてほしくないという雰囲気が強かったので、日常生活の困りごとを聞くような相談を続けていた。しかしゆっくりとではあるが、着実に彼の表情や雰囲気は明るいものになっていった。

●一人から仲間へ

彼の苦しみを和らげるのに役立ったのは、バッティング・センターでのアルバイトであった。バイト後に毎日、思い切りバットを振り、ボールを打ち返すことを繰り返しているうちに、彼の怒りはしだいに和らいでいった。高圧の電流が地面にアースされるように、彼のたまっていた怒りはバッティングを通して放出されていった。

それだけでなく、草野球チームの一員として試合に参加し、その活躍を皆に認められ、試合のたびにいつも声がかかるようになったのは、彼の自信となったであろう。何より、最初にやってきたとき、彼は孤独であったが、野球を通して友達と仲間ができた。

彼のような変化を見ると、怒りをその人に合ったよい形で放出すること、自分の得意なものを皆に認められること、そして友達・仲間ができること、などいずれもが、トラウマを癒す価値あるものだと思う。

体験しながら考える

もう一人、一六歳の男子を紹介しよう。この男子から、からだを動かして体験することの大切さを教えてもらった。彼は僕にいろいろなことを教えてくれた先生でもある。体験する中で、身体もたくましくなったが、生きる姿勢が変わったのが印象的だった。

〈事例〉 学校をやめて家にひきこもり、荒れるようになった一六歳の男子

彼は、高校一年生より、学校に行かなくなった。進学校に入学し熱心な先生や優秀な同級生に囲まれ、はじめて非常に悪い成績をとった。どうもそれが生まれて初めての挫折体験で、トラウマとなったらしい。教師の叱咤激励する声や同級生の何気ない言葉が繰り返し思い出されるようになり、学校が恐くなって行けなくなってしまった。そして、家にひきこもった生活を続けているうちに、些細《ささい》なことで、物を壊し、時に暴力を振るうようになった。

最初は親だけが相談にきていたが、ある日、ふと彼もやってきた。親の話から、乱暴な子どもを想像していたが、会ったとたんに「いつも、親がお世話になっています」と挨拶され、驚いた。「君の相談のためだから、これからは君が来てくれたらいいね」と話したが、「僕はなかなか外にでられません。親をよろしくお願いします」という返事だった。僕がどんな人間か見たくなったのだろう。

言葉に反して、彼はやってくるようになった。彼に「何かしてみたいことは」とたずねると、「何もしたくない。学校には、絶対に行きません。もう、やめます。アルバイトもしません」ときっぱりと話した。そして「親の脛《すね》をかじりつづける」という。その後も、長期間、家にひきこもった生活を続けていたが、何故か定期的にやってきた。僕に「このままでよい」というお墨付きをもらいに来るというような雰囲気であった。一日の大半を、ゲームをして過ごしていた。

そんな時、近所のおじさん（大工の親方）が、「建築の現場で、一緒に働いていた若い人がケガで仕事ができなくなって困っている。あんたのところの息子に、手伝ってもらえないだろうか」と母親に頼んできた。「大きな声で怒鳴り、何かを壊す大きな音が、うちにも聞こえてくる。あのくらいの声と力があったら、大丈夫だ」と、彼の破壊力を評価する不思議なスカウトであった。僕は「きっと断るだろう」と思っていたが、「昔から顔見知りのおじさん。子どものころにかわいがってもらったんだ」とよい印象をもっていたらしく、半分しぶしぶではあったが、仕事を手伝うようになった。

●壊すから、造るへ

働き出して一カ月後、アルバイト代をもらった。それは、初めて自分が働いて金を稼いだ体験であり、しかも数万円という額でとてもうれしかったようだ。自分で稼いだこと、そして気兼ねなく使えるお金ができたことを、誇らしげに報告しにやってきた。同じお金でも、小遣いでもらったものと、自分で稼いだものでは値打ちが違う。自分で稼ぐというのは、うれしいし自信になる。

二カ月くらい経つと、日焼けし、筋肉もつき、見るからにたくましくなった。そして「身体を使って働いたら、メシがうまい」と言い、僕の方を見て「人間は身体を使って汗を流して働かないといけないな」などと言い、予想外の説教をされ、思わず僕はイスから滑り落ちそうになった。聞いていると、親方だけでなく、他の先輩にも、一番若い彼は可愛《かわい》がられているようだった。

三カ月後、彼は少し考えこむような雰囲気で、「家が完成した。施主（注文主）さんがすごく喜んでくれて、皆にお弁当や飲み物をくれ、ご祝儀までもらった。ものを作る仕事はいいな……。ものをつくることの勉強がしたくなった」と話した。自分が手伝った仕事が形になる、ものが出来上がる喜びを実感したようだった。自分の手で人の喜ぶものを作るということが、彼の人生の目標となった。その後、紆余曲折《うよきょくせつ》はありながらも、通信制高校に入り直し、さらに専門知識を学ぶため進学し、やがてそれを生かして働くようになった。

振り返ってみれば、家を壊していた若者が、七、八年の年月を経て、家を造る人間になったのである。

●おじさん、おばさんの力

彼の転機は、地域共同体の中の「おじさん」という存在、そして、頭だけでなく身体を使って働き、物を作る体験であった。世話好きの「おじさん」「おばさん」という存在は地域共同体には不可欠で、その「おじさん」「おばさん」に苦しめられるという場合もあるが、助けられることも少なくない。「おじさん」「おばさん」的支援者は、カウンセリングをして悩みを聞くというようなものではないほうがいい。自分の長年やってきた仕事などを共にしながら、身体を通して若者に教えるようなやり方がよいように思う。頭の中で堂々巡りになっている思考を断つには、身体を動かして物を作るということがよい場合が少なくない。彼にとっての収穫は、①稼ぐ喜び、②身体を使う心地よさ、③可愛がられる体験、④物を作る充実感、⑤人の役に立つという実感、である。いずれも若者の体験として大切なものだと思う。

●何かをしながら考える

思春期になると論理的、抽象的思考力が伸びてはくるが、頭の中で、少ない人生経験をもとに自分の将来を考えがちなので、悲観的に結論づけ、短絡的に確信しやすい。それを言葉による話し合いや説得で変えることは決して容易なことではなく、残念ながら、言葉を通した心理療法やカウンセリングは力を発揮しにくい。そんな中で、凝り固まっていた結論や確信がふっと変わるのは、若者にとっては予想外のよい体験を通してのことが多い。思い込みをよい体験がゆさぶり、思い込みが緩むのである。しかし、よい体験をするというのはこれも、絵に描いた餅で、身体を動かして体験するというのは容易なことではない。

アルバイトでも仕事でも何かしてみようと思ったら、僕はまず実地調査を勧めることが多い。よく観察し、雰囲気を感じることを勧めるのである。実地調査は言うならばワクチンである。またはウォーミングアップして身体をほぐすと言ってもいいかもしれない。ただ観察しに行くだけといえども、それは、受動的な姿勢から能動的な姿勢へと、小さいけれど人生の姿勢の向きを正反対に変えることである。「実地調査をするために、作戦を練ろう」と僕はよく言う。作戦は自分の困ったことを、客観視することではじめて可能になる。

ついで、遊びや買い物を楽しむことを勧める。「とにかく遊べるようになろう」と勧める。一般論では、まずは勉強や仕事をしてから遊びなさい、ということであるが、凍りついたように動きの取れなくなっている人には、学校に行ったり仕事を始めてから、遊んだり買い物をするのではなく、その逆を勧めるのである。

アルバイトなどに気持ちが向くようでも、欲張らず一回限りや一日限りを勧める。一回と区切っておくことにより、あまり緊張せずにやれて、安心感と自信が生まれるのである。まずは、ローリスク、ローリターンを狙う。なんであれ、若者に勧めるのは、何より実行可能なもので、しかも必ずできそうなものにする。

僕は、働く時には、彼らの短所を長所に逆転できないかと考える。苦手と得意は裏表であり、苦手を得意に反転できないか。例えば、人との交流が苦手な若者であれば、裏方の一人仕事になると力を発揮するのではないか。こだわりの強い若者であれば、変化

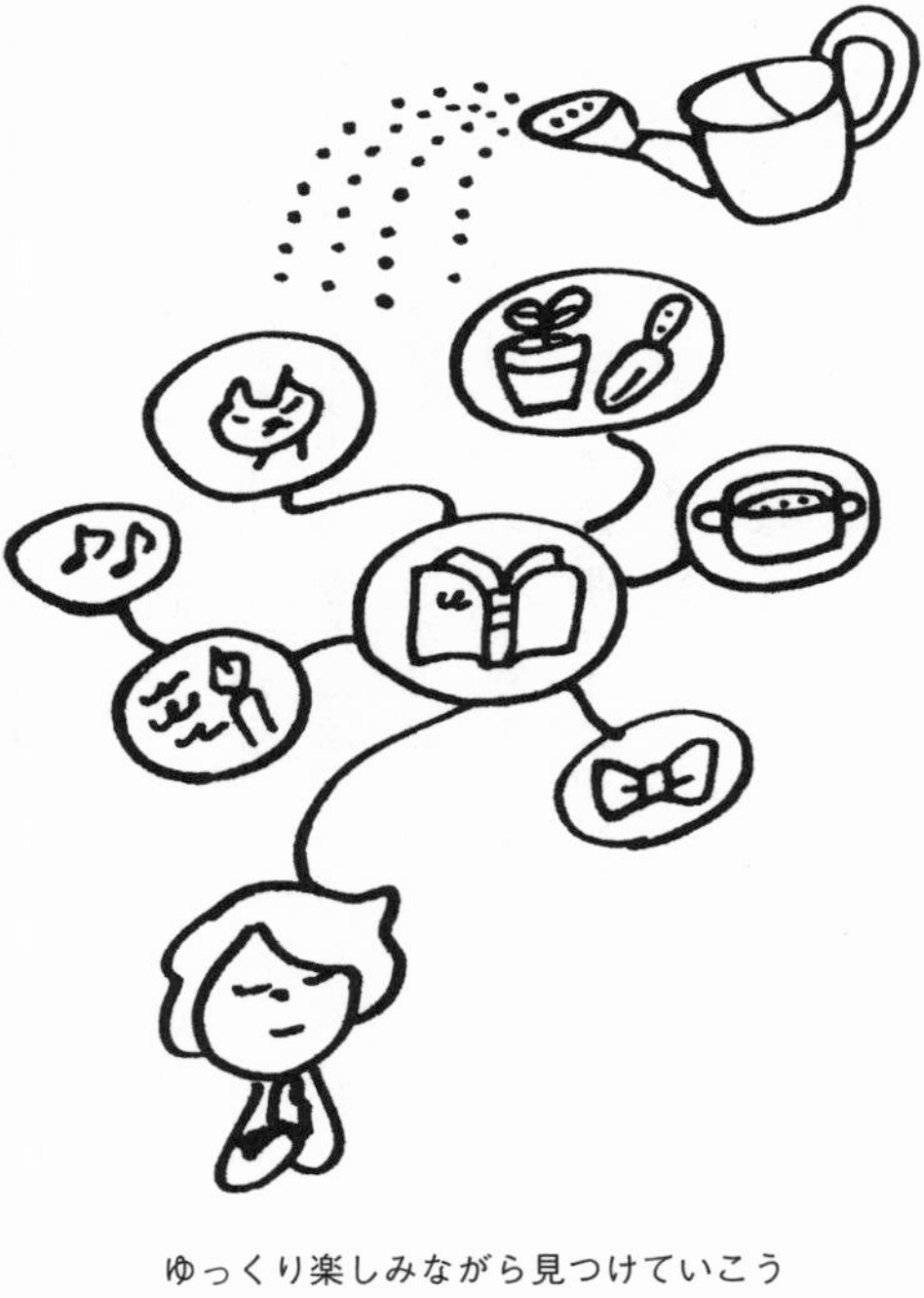

ゆっくり楽しみながら見つけていこう

の少ないコツコツ働く仕事で力を発揮するのではないか。集中が保ちにくい落ち着きのない若者であれば、デスクワークよりも動きのある仕事で力を発揮するのではないか、などである。

●働くということ

精神科医の滝川一廣《たきかわかずひろ》は、働くことについて「自分も社会の一員である、ひとびとのあいだに自分もいる、ひとびとの中に役割をもっているという感覚が、生きる実感と安心を支えます。その実感と安心がもてるもっとも確かなてだてが、働くことなのです」(二〇一二年)という。働くということには、稼ぐというだけでなく、人々の繋《つな》がりの中にいると感じられることに意味がある。

ただもちろん、働くことへのプレッシャーに苦しむ人たちをみたり、働きたくても働くことができない人たちをみると、何よりも、生きていることが最優先で価値あることである。そして、生きていることそれ自体が、滝川の言う「ひとびとの中に役割をもっているという感覚」に繋がるような支援はできないかと思う。

外に出て友達と遊ぶ

トラウマがあると、恐い場所や状況を回避するために、世界が狭くなりやすい。それだけでなく、人に対して敏感になって恐れを抱きやすくなり、その結果、世界が狭くなりやすい。狭い世界をいかに広げるかは大きな課題である。次に紹介する女性は性暴力などを受けてひきこもっていたが、外に出ることによってトラウマを癒していった。

〈事例〉性暴力を受けひきこもり、過食嘔吐《おうと》を繰り返すようになった二〇代の女性

女性は専門学校を卒業後就職し一年余り経った時、職場で性暴力を受けた。事件として訴え、男性は司法で裁かれ、懲戒免職にもなったが、女性は事件後、ほとんど食事ができなくなった。水分摂取も少なくなり、数カ月のうちに体重が二〇キロ以上減ってしまった。その頃に交通事故にあい仕事を休むようになり、夜に過食嘔吐するようになった。同時期に、近親者が病気で亡くなった。翌年、僕のところにやってきた時には、体重は三〇キロ台であった。

彼女は、「何が何だかわからない。何でこんなに食べて吐いているんだろう。普通の食事ができない。ずっと家にひきこもっている。これ以上、職場や親に迷惑をかけたくない。友だちとも遊べなくなった。唯一の癒しだったペットが最近死んで、心が壊れてしまったよう。休みがちなので、親は仕事をやめるように言うが、でも、やめたら他の人に迷惑をかける」などと話した。だが「ほっとする時はないですか？」とたずねると、「友だちの写真や家族の写真を見ているときは」と答えた。人への信頼は失われていないようで安心した。

性暴力だけでなく、勤務の多忙さ、交通事故、近親者の死、とトラウマとなる出来事が続いており、特に、この数カ月は職場での性暴力を繰り返し想起し、その際に湧き起る怒りや不安や恐怖を、過食・嘔吐で紛らわしているように感じられた。しかし、ひきこもった生活が、症状を悪くさせてもいるように感じた。改めて生活を立て直すことはできないだろうかと考えた。

そこで、僕は次のような提案をしてみた。

第一に「過食・嘔吐は、今はこのままで。ただし、体重はこれ以上減らないように気を付けよう」。

過食・嘔吐は彼女なりの不安を和らげる行動（対処行動）になっているので、過食・嘔吐を治療目標としても、今すぐには達成できないと考えた。できないことを提案すると、ますます不安や「自分が悪い」という自責の念を強めてしまうだけになってしまう。

第二に「友だちと連絡をとって、友だちと遊ぼう」。

彼女は友だちを誘うと、一緒に食事をしなければならなくなると心配したが、食べなくてもいいから会ってみようと提案した。人間関係を取り戻し、世界を広げることが何よりも大切と考えたからである。それに、楽しいことが増えなければ元気にならない。

第三に「仕事は負担になるけれど、やりがいもあるので、やめずに続けよう」。

仕事をやめると「自分は何もしていない」という自責の念がつのる。それだけでなく、空いた時間が増えると過食・嘔吐が強まると考え、それを防ぐ意味でも仕事を続けることは大切だと考えた。

その次の診察で、彼女は「二、三回、友だちに会った。皆、どうしてたのと心配してくれた。教わった先生にも会った。すごく楽しかった。友だちと一緒にご飯を食べられた」と話した。その後、数回、電話連絡があったが、過食・嘔吐も落ち着き、元気に過ごしているということであった。

女性は、性被害後のトラウマ症状に苦しみ、興味・関心や生活空間が狭くなり、それとともに楽しみや喜びやゆとりが減る、という悪循環に陥っていた。それだけでなく、被害者なのに、「自分が悪い」と罪悪感をいだいていた。つらい出来事や摂食障害への一番の薬は、安全で安心、楽しみのある生活を送ることである、と僕は思う。狭くなった生活範囲を広げ、対人関係を増やし、興味や関心を広げていく、ということが大切になってくるのだ。

名作童話に描かれたトラウマからの回復

有名な小説などでも、トラウマからの回復が描かれていると読みとれるものがある。例えば、『秘密の花園』のコリンと『ハイジ』のクララは、それぞれ歩行の不自由な子どもである。コリンの誕生後すぐに、母親が亡くなり、父親は生まれたコリンに会わなくなった。出生時からコリンは、母親の死や父親の養育放棄ともいえる環境の中で、使用人に育てられてきた。クララも幼い頃に母親を失い父親は仕事で忙しいという環境の中で育てられた。経済的には豊かであったかもしれないが、愛情という意味では貧しく、孤独な環境だったであろう。

僕は、コリンやクララの回復・成長過程について、次のように考えたことがある。

1）最初は、二人とも、自分は病気（病弱）であると信じこんでいる。

2）その子どもの言う通りに、機嫌を損ねないように、周囲の大人も動いている。すなわち、子どもの言うなりに動いている。

3）ついで、子ども同士の出会いがある。クララはハイジに、コリンはメアリに出会う。名脇役のディコンやピーターもいる。

4）そこで、対等で率直な会話が交わされる。

たとえば、コリンが「こぶに触れたんだよ。……こうなるとわかってた。ついに背中にこぶができて、ぼくは死ぬんだよ」と言うと、メアリが「こぶなんてないわよ！……あるとしたら、ヒステリーのこぶ。ヒステリーのせいでこぶができるのよ。あんたの背中には悪いところなんてどこにもない……ただのヒステリーなの！　さあ背中を見せて、私が見てあげる！」と答える。

メアリの言葉は、率直に自分の考えたことを話したものであるが、コリンを傷つける可能性のある言葉でもある。また、周囲のおとなは、メアリと同じように考えてはいたかもしれないが、そのことを言ってコリンが荒れては困ると思い、言わなかった言葉でもある。その言葉をメアリが、思わず言う。それは、コリンにとっては、はじめて本気でぶつけられた言葉で、コリンははっとする。その時、コリンが信じ込んでいたもの、たとえば、「自分は病気で死んでしまう」という思いが少し揺らぐ。

5）自然と接触をする。

英国ヨークシャー地方やアルプスの自然との接触は、それ自体が子どもの心を元気づける力を持つ。また、植物を育てることや動物との出会いも、子どもを育む力があることは言うまでもない。

6）その中で、子どもに、健康になりたいという意欲がしだいに高まる。

7）そして、予想外のハプニングが起こる。

『秘密の花園』では、ベンおじさんが、閉じられた庭園にいる子どもたちを見つけ、その中にコリンがいるのを発見し、「それにしても、いったいどうやってここまで来なすったね？　坊ちゃん、寝たきりなんでしょうが」と言う。『ハイジ』では、やきもちをやいたピーターがクララの車椅子を谷底に落としてしまう。このようなハプニングがコリンとクララを窮地に立たせるが、それが最後の一押しとなり、歩き始める契機となる。

8）そして、歩く練習を始める。

9）歩けることを周囲の人が祝福する。歩けるようになっても、周囲の人の子どもへの愛情は変わらない。よくなることを周囲の人が祝福することや、歩けるようになることが愛情や関心を失うことにならないということは、重要である。そうでないと子どもたちは、安心して治ることができない。

『秘密の花園』や『ハイジ』はそれ自体が優れた児童文学であるが、以上のようなコリンとクララの経過は、子どもが回復・成長する過程を見事に描き出している。この回復・成長の過程が教えてくれているものは、現代でも変わらずに有用であるように思う。

なお、ハイジもまた、アルプスにこがれて、夜、無意識のうちに歩きまわるという、夢遊病という解離症状が出てくるときがある。

（註）心理的ストレスで、歩行ができなくなるなどの身体症状や解離症状が出てくるものをかつてはヒステリーと呼んでいたが、概念が曖昧で、うその病気（詐病）や演技的な訴えなどという誤解や偏見を含んだ意味でも用いられることが出てきたため、精神医学の世界では使われなくなっている。

祈りながら歩く——釘抜地蔵さん

何で釘抜《くぎぬき》地蔵さん？　と思うかもしれない。最初に「釘抜」と聞いた時、まさに心の釘を抜くということではないかと思ったからだ。実際に行ってみて、釘抜地蔵さんに、日本の伝統的なトラウマの癒し方を見て、心を動かされた。それから、僕は釘抜地蔵さんのファンになった。

僕は特定の宗教を信心している訳でも、宗教心に厚い人間でもない。ただ人は自分の力だけで生きているのではなく、次々とバトンタッチしていくような、大きないのちの流れ、とでもいうようなものに生かされているという思いはある。人々を生かす自然の中に、たとえば大きな樹の中に、大いなるものを見て手を合わせるというような世界に生きている。

二〇年程前、「釘抜地蔵さん」という名前にひかれて、京都のお寺、石像寺《しゃくぞうじ》に何気なく立ち寄った。お寺に入ると、大きな釘抜が正面にあり、本堂の壁には、願が成就《じょうじゅ》した人が奉納した、釘抜と釘の絵馬がびっしりと張られている。目に入ったその風景にとても驚いた。名前通りの世界が目の前にある、土地の人がお参りする活気のあるお寺であった。元々は苦抜《くぬき》地蔵さんと呼ばれていたのが、釘抜地蔵さんに変わったのだという。

お寺の謂《いわれ》（縁起）にも驚いた。

「弘治《こうじ》二（一五五六）年の頃、京都で有数の大商人が、何事もないのに両手が非常に痛み、いろいろと治療をしたが、効果がなく苦しんでいた。その時、地蔵尊が霊験あらたかと聞き、願をかけて祈ったところ、満願の夕べ、夢の中で地蔵尊のお告げを聞いた。『この痛みは、前世に人を怨《うら》み、仮の人形を造り、その両手に八寸の釘を打ち呪ったことによるもの。それがあなたに返り、痛みとなっている。私は神力をもって昔の怨み釘を抜き取った』と二本の釘を示した。夢からさめてみると両手の痛みはたちどころに治っていた」(「釘抜地蔵略縁起」を筆者が口語にまとめ直したものである)というものである。

話を、少し医学的にまとめてみよう。

①病気の経過：特に原因がなく痛みが起こり、治療したが治らなかった。
②理解・診断：地蔵尊の説明によると、痛みは前世に人を怨み、釘を打ったことによるという。
③治療：痛みがとれるように、願をかけて、祈る。
④結果：地蔵尊が、怨みの釘を抜いてくれて、痛みがとれた。

地蔵尊や前世というものは、仏教の言葉・概念なのでここでは置いておこう。まず驚くのは、怨みが痛みとなるという理解がなされていることだ。長い間、市井の人々が、怨みや怒りと痛みの関係を自然なものとして受け入れていたのだ。確かに、怨みや怒りなどの強い感情が、痛みなどの身体の症状になることがあるのは、医学の研究でもなされているし、僕も診療で経験することがある。

だが、それだけでなく僕が心を動かされたのは、祈りながら堂の回りを歩くということだ。釘抜地蔵さんでは、願（例えば、自分や家族の病気が治ること、など）をかけて、お地蔵さん（地蔵菩薩《ぼさつ》）のいるお堂の回りを時計回りに年齢の数だけ回る（これを「お百度を踏む」という）。

どんなことが起こるのだろうか。実際やってみたが、僕自身、年の数だけ回るというのはなかなか大変だった。歩いているうちに、お堂の中のお地蔵さんを少し近く感じるようになる。何人もの人が願をかけて回っていて、時に視線が合い会釈をしたりしていると、同じように悩み苦しみをもつ人間同士の連帯感のようなものも感じる。ひたすら歩く中で、身体を動かし、自分なりにやりとげたという達成感も味わう。

心理療法の一つに、認知行動療法と呼ばれるものがある。例えば、悪い方にばかり考えるというような、ものの考え方・捉え方を変えようというのが認知療法。その人を苦しめている行動を少しずつ変えていこうというものが行動療法。二つが合わさって認知行動療法という。お堂を回るというのは、広い意味での認知行動療法と考えることもできる。じっと頭で考え悩み苦しんで動けなかった人が、体を動かしてお堂を回るというのは、大きな行動の変化である。その変化に伴って、その人の目に入る風景が異なってくる。壁にある、奉納された絵馬は希望を示すものになるかもしれないし、同じように悩み苦しむ人に出会うことで自分一人ではないということを感じ、悩み苦しみを相対化してくれるかもしれない。お堂を回るという行動は、その人の考えや世界を変える力をもつ、認知行動療法と言ってもいいのかもしれない。

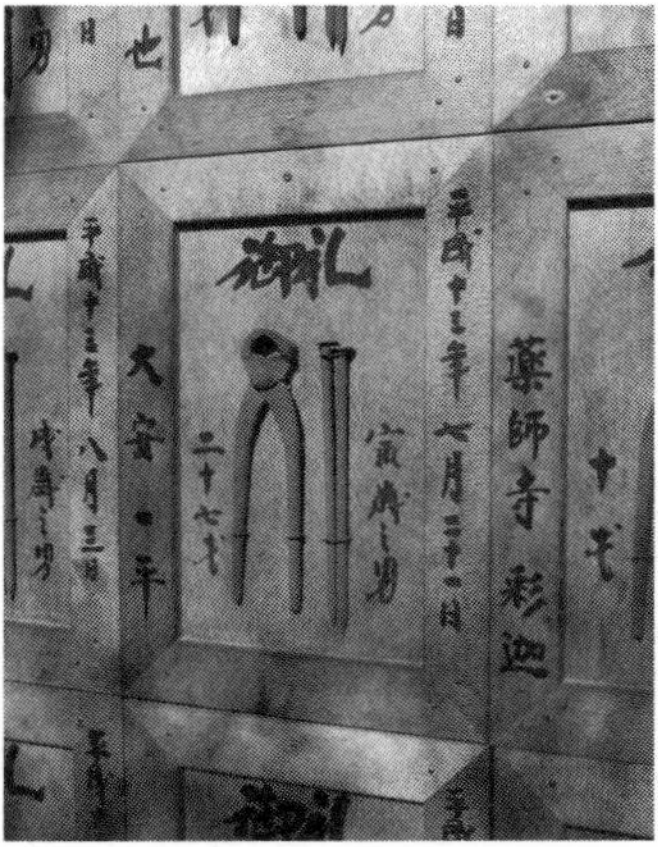

釘抜と釘の絵馬

　トラウマについて考えてみよう。年齢の

数だけ回るということは、回ることと自分の年齢を重ねることにもなる。三〇周目には三〇歳の時の、四〇周目には四〇歳の時の出来事が思い出されるかもしれない。その年齢の時のトラウマがフラッシュバックしやすくなることだってあるかもしれない。住職のお話によると、人によって回り方は異なるが、回り終えて、静かに泪《なみだ》を流し、何も語らず帰っていく人がいるという。多くのことがフラッシュバックし、その時の感情を味わい、それを回りながらかみしめ、心の中にしまっているのだろうか。そのような人々を、お地蔵さんを中心とした境内が護《まも》っている。お百度を踏むのは、もちろん「願がかなう」ことを目指すものである。だが、お百度を踏んでいるうちに、世界が広がり、人との繋がりを取り戻し、トラウマが癒《い》えていく。土地と文化に根付いたトラウマの癒しを感じるのである。

住職の加藤廣隆は、臨床心理士でもある。五〇代になり、お参りされた方々との話をしながら、仏教という宗教的な視点に加え、臨床心理学を学ぼうと志されたという。

第6章　僕の「旅」治療

ここでは、治療者としてのみならず、僕自身の体験としてのトラウマを書いてみる。心のいたみやトラウマの癒《いや》し方は、人によって異なる。その人に合う、その人が好むものがよいし、危険でないものがよい。仕事をしたり、趣味を楽しんだりしていくうちに、自然に癒《い》えていく場合もある。その一つ、旅には不思議な力がある。もちろん、道を究めていくような、松尾芭蕉《まつおばしよう》の「奥の細道」、伊能忠敬《いのうただたか》の日本地図を描く旅をはじめ、近くは種田山頭火《たねださんとうか》や尾崎放哉《おざきほうさい》など、旅に出る事情はさまざまであったが、旅の文学に僕たちは心を揺すぶられてきた。戦後であれば、小田実《おだまこと》の『何でもみてやろう』や沢木耕太郎の『深夜特急』を読んで心をときめかせ、世界に飛び出た若者は少なくない。大きな旅か小さな旅かは別にしても、旅には不思議な魅力と力がある。ただ、これはあくまでも、「僕の好み」である。つまり誰にも旅が好ましい訳ではない。

僕の社交不安症

僕には脊柱（背骨）が湾曲する病気と、温痛覚などの感覚麻痺《まひ》や運動の能力の低下などをもたらす神経系の病気がある。病気はもちろん治療できるにこしたことはないが、治療法がないときは、それを受け入れ、病気と折り合いをつけながら生きていくことが求められる。僕は、若い時期に病気をなかなかうまく受け入れられず、苦しんだ。若い頃の僕が病気と向き合った話が、若い人たちにとって、少しでも参考になればと思う。

親が気づいたのは小学校の低学年の時だった。病院の整形外科に行き診察を受け、ギプスとコルセットで矯正しようということになった。小学校三、四年の頃だったと思う。昼間は、鉄の入ったコルセットを身に付け、夜は固い鋳型《いがた》のギプスの中で眠った。さぞ窮屈だっただろうと思うが、不思議とその頃に、つらかった、苦しかったという記憶がない。同時に学校生活の記憶もほとんどない。

一つ思い出すのは、石膏《せっこう》でギプスを作るときのことだ。病院で石膏が固まるまでじっとしていたが、その時に、同年代の女の子と話した記憶がある。その子も脊椎の病気で治療を受けていた。似たような病気を持っているということで、何故かお互い心を開いて話をした記憶がある。どのような内容の話か思い出せないが、何か気持ちが通いあった、という感覚が残っている。そのとき、一回きりの出会いであるが、あの子は今どうしているだろうか、と時々思い出す。

高校生の時に、脊柱の病気が進行した。人目が気になりはじめる思春期。その頃の健康診断は上半身裸で、校医の先生の前に列を作って、一人ずつ受けていくというものであった。だから毎年学年が進むたびに、新しい同級生に自分の身体を見られるのが恐かった。いつも同級生の目が自分に、自分の身体に注がれるのを想像して過ごしていた。健康診断の日まで僕はそのことをいつも考え、「あと何日」と心の中でカウント・ダウンしていた。それだけでなく、体育の時間での服の着替えや、修学旅行などでの入浴はいつも恐怖であった。

その頃、同時に僕の神経系の病気も悪化した。そのため運動能力が落ちてきた。もともと運動は苦手ではなかったが、一年余りのうちに急に進行し走れなくなった。校内マラソンや一五〇〇メートルなどの長距離の時に、一生懸命に走っても一人だけずいぶん遅れてゴールするようになった。皆に拍手をされて一人ゴールに入るというのは、その当時の僕には棘《いばら》の道を走るようなものだった。

同級生たちは優しい感情からねぎらいと激励を送ってくれたのだが、僕にとってはその視線は限りなく痛いものであった。もともと人間関係が得意でないのに加えて、自分の身体に人の目が注がれるのではないかという恐怖も加わった。その当時の僕は確実に対人恐怖症（今は社交不安症と呼ばれている）だった。思春期には誰でも人目が気になるものだが、その程度が重かった。これはトラウマといっても、同級生に問題はなく、問題は僕の受けとめ方や考え方にある。そういう広い意味でのトラウマだ。

自分の身体のことを気に病む僕は、弱い人間だと思っていた。だがそのような、心のいたみや悩みを人に話すことができず、じっと自分の心のうちにしまい、助けを求めなかった。正確に言えば、助けを求めてもどうにもならないと感じていた。今にして思えば、本当はそんなことはなかったのだけれど……。

その後、自分のありのままを受け入れてくれる友人や仲間に出会う、という体験があり、そのような苦しみを少しずつ和らげてくれたのである。「そんなことはどうでもええじゃないか。生きていればいいじゃないか。それよりも遊ぼうやー」と言う友達に、癒されたのである。

僕の三つの旅

●一つ目の旅

そのような心のいたみから、高校一年生の冬、一人で旅に出た。旅に出て、強い人間になろう、修行しようと思った。たいした計画などなく、最初からつまずいた。生まれ育った広島から高知に行こうとして、岡山で間違えて大阪行きに乗ってしまった。新幹線などまだない時代のことである。相当行きすぎてから気づき、引き返して乗り換え、高知についた時は夜も更けていた。生まれてはじめての高知だった。ユースホステルに泊まったが、時期はずれの宿に泊まり客はほとんどいなかった。しかし、訳ありの危ない若者に見えたのだろう。ユースホステルのペアレントは、遅い夕食の時、なぜか僕に日本酒を勧め（もう数十年前のこと、時効であろう）、そして「何か悩んでいることがあるのではないか？」とたずねた。「一人で生きていく自信をつけたくて……」というようなことを答えた。高校生に酒を勧めてくれたペアレントはしだいに酔っ払っていったが、僕は妙にうれしかった。

それから、高知の室戸《むろと》に泊まり、徳島に泊まり、帰ってきた。出会う人が皆、やさしく親切な気がした（お遍路さんへの「お接待」文化というものだろうか）。おおまかな行き先と帰宅予定日は伝えていたものの、突然家を出た子どもを、親はどんなにか心配していたことだろう。数日して家に帰ると、赤飯を炊いて待っていてくれた。親もきょうだいも心配してくれていたのだ。

そしてその晩、なんとユースホステルのペアレントから電話がかかってきた。「無事に帰ったのか？」と。「大丈夫です」と答えたが、僕が無事に帰るのを数日間、心配してくれていたのを知り、言葉が出なかった。彼は酔っ払いながらも心配してくれていたのだ。一人で生きていく自信をつけたいと旅に出たのに、人に助けられていると感じた旅であった。僕なりのミニお遍路だった。

●二つ目の旅

高校二年の春に、再び旅に出た。身体能力が落ち学校行事にも参加できなかったりして、何とか身体を元気にしたかった。そんなことで、今から思えば少し変わった集団に入って、体操をしたり講義を受けたりした。身体によいものを少量食べるのが健康には大切という考えのもと、食事は少量の玄米食などと厳密に制限されていた。だが、日を重ねるうちに、おなかが空いていった。それでも僕は疑いを持たず、熱心に講義を聴いていた。今思えば、やや新興宗教的な香りのする集団であった。

三週間くらいたっただろうか。普段は無口な一人のスタッフが夜眠る前に、僕に禁止されていたおやつを勧め、「若いのに……。ここにいたら本当に病気になるよ。早く家に帰りなさい」と話してくれた。僕は、それまでのもやもやとしていた思いが晴れるような気がした。翌日、学校も始まっていることを話し、帰ることにした。荷造りをしている僕に、彼がこっそり手を振ってくれた。その帰途に食べた駅弁がとても美味《おい》しかった。玄米は健康にはよいと思うのだが、その時は白米がピカピカと輝いて美味しかった。

帰りの電車の中で夢から醒《さ》めるような奇妙な感覚がした。自分が先ほどまでいたところは何だったのか。集団は閉じたものになると、人はリーダーへの批判力を失ってしまうこと、また健康な集団とは外に開かれた集団であることを、身をもって感じた。そして、僕に「病気になるよ」とアドバイスしてくれたスタッフのように、どんな時も、醒めた目を持たなければと思った。

●三つ目の旅

それにも懲りず、高校二年生の夏に、三度目の旅に出た。それは高い山の上にある小さなお寺だった。寺を守る一家以外に人はおらず、夜はまったく一人になった。夜は恐ろしいほどに深く暗く、夜空の星だけが妙に煌《きら》めいていた。静かで、何の物音もしないことが重い物体のように耳に張り付くようであった。ときおり動物の鳴き声がした。昼間は読書をしていたが、時間がありすぎて、むしろ読書にはまったく集中できなかった。時間がたっぷりとあるから何かができるわけではないことを実感した。忙しいときの読書の方がよほど身についた。三つの旅のなかで、三番目のこの旅が一番きつく、一週間足らずで弱音を吐き、下山した。修行とはほど遠い経験だったが、出家するとは本当に大変なことだと、つくづく思った。人にとって孤独が一番つらい。僕の旅、今で言うなら差し詰めプチ家出であろうか。一人で生きられるように強くなろうと思い、旅に出ては、逆に自分の弱さ、人のありがたさに気づく体験だった。そして、今でも、強くなろうと思い、人に助けられることを繰り返している。

●自分は自分である

自分の身体を「これは自分の身体。ユニークな自分の身体」と思えるようになったのは、しばらく時間が経ってからだ。僕の体験は自分にとっては過酷なものだったが、今になれば、他の方々のいろいろな苦労と比べると小さなものだと思う。問題を相対化することはとても大切だが、実際にはなかなか難しい。

人は大なり小なり不自由さを抱えて生きる。あえて僕のことを書いたのは、人との違いを意識し、人の視線を脅威と感じ、苦しんでいる若者と出会うことが多いからである。うちのめされ、悶々《もんもん》と苦しんだ僕にとって、目の前に現れる若者たちの心のいたみは切実なものである。

病気や障害をユニークな個性と捉え、マイナスなイメージを払拭することはできないか。もって生まれたものにいろいろな違いはあるが、人間としての価値に優劣はない。社会で生きていくのに支援が必要な場合はあり、また支援を受けるのは人間としての権利でもあるが、しかし、それはその人が生きていくのに社会が不自由にできているからであり、決して価値の優劣の問題ではない。

急性の感染症のような一時的なものは別として、長く続く、その人が引き受けていかなければならない病気や障害は、健康や発達における一つのあり方と捉えたほうがよいと僕は思う。人種や文化は言わずもがな、病気や障害を含めて、多様性に開かれた社会となることが求められているのだ（もし余裕があれば、『ぼくらの中の発達障害』を読んでほしい）。

●三つの旅で得たもの

これらの旅にどのような意味があったのだろうか。学校から離れ、違う景色を眺めるだけで、学校のつらさは相対化される。いくらか小さい悩みのように感じられる。それだけでなく、学校の中にいたのではわからなかった社会の広さを感じることができる。旅人として人々を見ていると、普段は気づかないが、世の中にはさまざまな人がいるのに気づく。世の中には、定型の規格には合わないけれど、ユニークで魅力的な人たちがいる。不思議な生き方や人生を、垣間見ることもある。それだけでなく、道一つたずねる時でも、人の親切にふれることがある。道に迷って、助けられることもある。人のありがたさを感じる機会にもなる。

ただ、危険なこともあるので、油断は禁物である。油断をせず、世の中の人たちを見るのだ。そこにヒントがある。

鉄道と競馬

●釧網線

人生の壁にぶつかった時、旅に出るという僕のパターンは、その後も続いている。

釧網線《せんもうせん》というJR路線があるのを知っているだろうか。釧路《くしろ》と網走《あばしり》の間を走っている鉄道だ。北海道に行く機会があるときは、少し足を延ばして乗ってみる。観光列車も走っているが、僕は、一両で走る普通列車が好きだ。釧路から乗ると、美しい釧路湿原を通り、やがて山に入る。まっすぐに走るところが多いのだが、山の中ではゆっくりとした曲がりも多く、曲りに近づくと「ピーッ！」と警笛（エゾシカをはねないためのものらしい）を鳴らしながら走っていく。運転席のすぐ近くで見ていると、なんだか列車と僕が一体となって、曲りの多く見通しのきかない坂を登っている気持ちとなる。列車のディーゼル・エンジンの音を自分の心臓の鼓動のように感じ、警笛を「大変だー」「頑張るぞー」という悲鳴や叫び声のように感じながら走っていると、列車に乗っていることと僕の人生を歩むことが重なってくる。しばらくたつと山を越え下り坂になり、知床斜《しれとこしゃ》里《り》に向かう平地に出ると、人生の一山を越えたような気持ちになる。そして、知床斜里から網走までは、右手には夏でも深みのあるオホーツク海、左手には草原という海岸線を走る。草原には馬や野鳥の姿も見え、幸福というものを感じるのである。人生に行き詰ったとき、僕はこの列車に励まされた。恩人というか、恩「鉄」である。

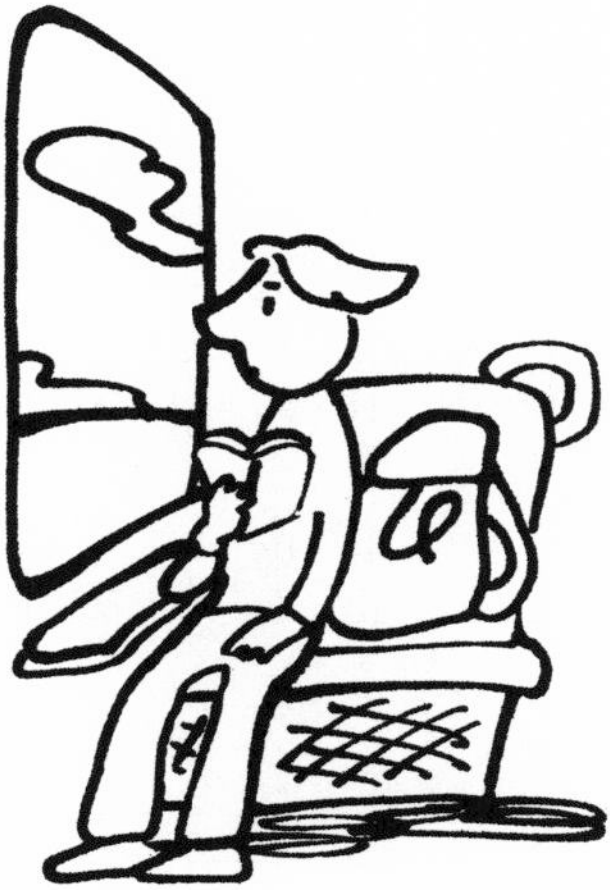

景色の移り変わりを眺める

●ばんえい競馬

足を延ばして、帯広《おびひろ》のばんえい競馬に行くこともある。ばんえい競馬というのは、北海道だけのもので、開拓の人たちが働く馬を競走させたことが始まりらしい。コースには二カ所盛り上がった丘のようなものがあり、競走馬の後ろに重いそりをつけ、そこに騎手が立って競走する。馬もサラブレッドのようなすらっとした体型ではなく、大型で骨太の農耕馬(「ばん馬」と呼ばれる)である。レースが始まり、最初の丘を登るときから、皆、力が入る。すんなりと丘を乗り越える馬もいるのだが、丘の始まりからスピードが落ちる馬もあり、中には丘を登りきれず立ち止まってしまう馬もいる。馬のスピードというよりも、働く馬の力強さが競われる競馬なのだが、二つの丘を乗り越えゴールに向かう馬に、自分を重ねてしまう。順位が遅くとも、丘の上り坂でしばらく止まり、力をためて丘を乗り越える馬と僕は知らない間に一体となってしまう。思わず「がんばれ!」と叫んでいるのだ。レースは一日中続くのであるが、しばらく見ていると僕が競馬で走ったように疲れてくる。だが、その疲れが心地よいのだ。この競走馬にも助けられた。そう、人は皆、電車や競走馬に、そしてさまざまなものに自分を重ね励ましながら生きていく。

ばんえい競馬で忘れてはならないのは、地元の高齢者にとって、競馬場や馬券売り場は、人と出会う場でもあることだ。競馬をそっちのけで、人が集まり話している。ここは社交場でもあるのだ。馬の話題にはことかかないし、きっとそれ以外の話題も広がるのだろう。そういえば、イギリスやフランスでも競馬場は、着飾った人たちが集まる社交の場であった。

付け加えておくと、僕は少額ではあるが馬券を買う。競馬の予想紙みたいなものもあるのだが、ただひたすら惹《ひ》かれた馬を買う。時には名前に惹かれて買ったりする。研究もしないし、元々賭け事の苦手な僕は、勝ったことがない。負け惜しみではないが、素晴らしいばんえい競馬がつぶれないように、祈るように寄付しているようなつもりである。

自分の人生を重ねるものを探すというのは大切である。自分と一緒に列車や馬が走ってくれると、自分の頭の中だけでは乗り越えられなかった壁のようなものが、乗り越えられるような気がする。時には乗り越えた気持ちになるのである。好きな映画だってそうだし、音楽でも自分の応援歌が見つかると心強い。人は、何かに励まされながら、何かと共に生きていくのではないだろうか。人は皆、自分の応援団を必要とするのだと思う。

僕は、列車に乗り、競馬を見ているうちに、思わずビートルズの「Here comes the sun」「Carry that weight」(『Abbey Road』一九六九年)や富田倫生《みちお》(青空文庫呼びかけ人)の歌「楽園の王様」(一九九七年)をくちずさんでしまう。

「旅」治療――巡礼

江戸時代から、おとなになる儀式としての旅にはさまざまなものがあった。御岳《おんたけ》巡礼、伊勢《いせ》参り、熊野詣で。それは、信仰の対象となる神社、仏閣、山などに、しばしば「講(信仰する人たちの集まり)」を組み参拝するものだったようだ。文化人類学者の青木保は、御岳巡礼について考察し、巡礼では自分のいだく困難な問題や苦しみと向きあい、ありのままの自分に目覚める「自己覚醒」と、道中や登山の間に、互いに自分のかかえる困難な問題を話し告白しながら、問題を明確にしてゆくという「自己提示」が行われていると記している。

民族学者の片倉もとこは、主としてイスラームの巡礼について触れながら、巡礼においては「目的」は問題ではなく、その過程そのものが大切であることを強調している。そして「死ぬかとおもうほどのしんどさを経験する。そして、到達する。その喜びもさることながら、そこへの道のりで体験し、思考するさまざまなことが、彼や、彼女の人生を活性化する。その過程では、構造的にしばられている日常社会の人間ではなく、人間本来のすがたになる」という。

キリスト教にもイエスの聖地であるエルサレムやスペインのサンディアゴ・デ・コンポステーラなどへの巡礼がある。巡礼ではないが、作家であり精神科医でもある帚木蓬生《ははきぎほうせい》は病気が治癒すると言われる不思議な泉、キリスト教の聖地ルルドへの旅について、「これまで病名で扱われ、世の隅に押しやられていた病む人々が、ルルドではケアする人々の敬意をもった接遇を受ける。病む人とケアする人の一体感のなかで、病む人は病気によって失いつつあった人間性を取り戻し、ケアする人々も、病気以外のさまざまな悩みや懸念が雲散霧消するのを体験する」と書いている。それが聖地の持つ大きな力のようなのだ。

また、わが国には「湯治《とうじ》」という文化もある。僕が教えてもらった東北地方の「湯治」は、温泉地に旅館とは別棟に、湯治の棟があった。基本は自炊。小さな売店で日用品や食料を買い自炊しながら、日に何度か湯につかりリハビリをしている人がいた。夕方は湯上りに、冷たいお茶や缶ビールを片手に、お互いの身体の痛みや病気、そして生活や人生の話をするという。日常生活を離れ、日に何度か温泉につかるだけでなく、合間に、身体の痛みを抱える仲間同士で話すということに、大きな意味があると思う。

旅には、非日常の時間と空間の中で刺激を受け考えるという意味と、その非日常のなかで人と出会い支えられるという意味がある。その両者が、旅する人を変える力を持つのだと思う。

●「転地療法」「航海療法」

治療としての転地療法には歴史がある。ヘンリー・モーズレーという精神科医は、既に一八七二年に『精神病約説』という著書で、「その病を誘発せし所の光景より、患者を離隔することをもって、この法の第一の正鵠《せいこく》となすべし。患者をその家に居らしめ、その親戚に交わらしめて、もって完全の治療を施さんと欲するは、極めてなしがたきのことなり。（中略）故に早く旅行せしめ、地を変じ景を換うるは、大いに賞揚すべき法なり」と書いている。

転地は、その人を縛っていた日常のしがらみや重荷から解放し、目の前にある現実の重荷・ストレスから解放してくれる。「地を変じ景を換うる」とは、見える光景を変える、入力される視覚刺激を変えるというものである。それは、頭を、すなわち思考や感情を切り替えるのにとても大切である。ちなみに石川貞吉は一九一二年に「航海療法」というものを紹介している。その「第一の優点は長き間、生活のすべての刺激を避けうるにあり」というものらしい。

目の前の光景が変わる。それは時に不安を掻《か》き立てることもあるが、新しい光景が刺激となり、固まった思考や感情を解きほぐしてくれる働きもあるのだ。

●僕のインド「逆浦島太郎」体験

三〇歳になったころだろうか、短期間インドを旅行した。何となく行ってみたいとあこがれていた地であった。しかし、ニューデリーについてとにかく驚いた。もちろんとても暑いことは予想していた。だが、人がとても多く、人の話し声や叫び声にあふれ、それに自動車、バイク、リキシャなどのけたたましい音、大きな音でかけられるたくさんの音楽などが加わっていた。子どもや大人があっという間に僕の周りを取り囲み、さまざまな物を売りつけようとした。汗と香料と、さまざまな匂いが充満していた。ヒンズー教のたくさんの、個性的な神々、その外の宗教の神々、ガンジス河畔で行われる火葬、そして自分の死を待つ人々の姿が見えた。ちょうどオリンピックが行われていたときで、行く直前まで飛行場のロビーのテレビで熱心に見ていたが、行ってからの数日間、オリンピックの映像を見ることも話題を耳にすることもまったくなかった。

滞在した村では、昼間から人が集まり、鍋の牛乳に茶葉を入れて煮出してチャイを作りながら、わいわいと話していた。生産的ではないかもしれないが、賑《にぎ》やかで楽しそうであった。子どもたちが目をキラキラと輝かせながら寄ってきて、聞くとこれから教科書を買いに行くという。一緒になって歩いて小さな本屋に行き、読めるはずのない教科書を買った。

数時間、飛行機に乗っただけなのに世界はまるで違う。人と音と暑さと匂いに追われるように行動していたが、一日が終わってホテルに着いた時、日本とは違った濃い時間が流れているのに気づいた。入ってくる刺激や情報が異質で濃密なので量が多くなると、その刺激や情報を脳が処理したり整理したりできなくなる。日常の時間の流れが止まり、不思議な時間の中に入る。例えば、一日がとても長く、まるで一週間かそれ以上も時間が経ったように感じられる。それだけでなく、それまでの日常生活では当たり前で常識であったことが揺らぎ、時には崩壊したようにさえ感じられるような非日常の世界に入る。それが、習慣や常識に縛られていたその人を自由にし、変える体験となる。インドで僕は、経済的な豊かさとは次元の異なる、「豊かさ」を感じた。そして、僕の生きている生活の「豊かさ」とは何だろうかと考えさせられた。もちろん、しばらく旅をしていると、非日常であったものが次第に日常となり、その土地の日常に縛られていくということもある。旅から帰れば、旅効果とでもいうものがうすれていくこともある。だが、日々の日常から離れることは、仕事でも観光でも、あるいは目的がなかったとしても、意味あることだと思う。

実際は一週間ほどであったが、日本の数カ月の感じであった。帰国時、久しぶりに日本に戻ったように感じた。自覚的には短期間の竜宮城体験が実際には長時間であったという浦島太郎と、まったく反対の体験だった。現実の滞在は短い時間であったが、自覚的にはとても長い時間が経ったように感じた。逆浦島太郎だ。

旅をするという非日常に入る体験が、日常生活を活性化する。非日常の世界では、物の見え方や時間の流れ方が異なってくる。平凡な景色がいきいきと、昨日が遠い昔のように感じられる。初めての街を歩くと目にはいるものが皆、新鮮に見える。住み慣れた街では目に入らなかったものまでが見えてくる。樹木の一本一本が、街灯の一つ一つが異なった輝きをもって見えてくる。

そして、何よりも、さまざまな人々、そして人々の暮らしを見るようになる。日常生活では僕たちは絶えず何かしていて、じっと止まるときがない。家庭や学校や病院で、人々の暮らしを見る機会は意外なほど少ない。旅人はしばしば立ち止まる。止まって人々と人々の暮らしを眺める。そして少し言葉を交わす。それも、トラウマを癒すのにとてもよいように思う。

第7章　安全感・安心感を提供する——周囲の人にできること

本章では、トラウマをもつ人を支援する、周囲の人たちにできること、お願いしたいことを書いてみたい。特に、家族や友人、教育や福祉や医療の関係者の方々などにも、読んでいただきたい。大きなトラウマは周囲の人の理解がとても大切となる。支援なしにはなかなか癒《い》えないものなのである。

トラウマは目に見えないものである

身体のケガは目に見える。血が滲《にじ》んでいると痛いだろうと思うし、包帯が巻いてあれば、大変だっただろうなと思う。それに対して心のケガ、トラウマは目に見えないものである。出来事がはっきりとわからず、本人がトラウマとトラウマ反応について話さなければ、周囲の人は気づかないことが多い。出来事もトラウマもトラウマ反応も、誰にも気づかれず、本人の心の中にひっそりとある。そのときの痛みは想像を絶するものである。

しかし、たとえ話さなかったとしても、本人の雰囲気や行動が変化することがある。ある時から急に、表情が硬く暗くなり、口数が少なくなる。皆の中に入るのを避ける。笑顔がなくなる。急に涙がこぼれる。イライラして怒りっぽくなる。トゲトゲしい言葉が増える。食欲が落ちやせてくる、など、雰囲気や行動が変わったとき、周囲の人が「何かあったのではないか」と考えることが大切である。語られない出来事があり、それがトラウマとなってトラウマ反応が起こっているのではないかと考えてみる必要がある。

●トラウマとトラウマ反応のつらさは、わかりにくいものである

風邪をひいたときに、体温を計る。たとえば、三八・五度などと聞くと、自分が風邪をひいてそのくらいの高熱を出したときの身体のしんどさを思い出し、苦しいだろうなと思う。「しんどいでしょう。無理をせずに休んだほうがいいよ」などと声をかけることができる。だが、トラウマ反応となると、どのようにどの程度苦しいのかがわかりに

くい。不安や恐怖、フラッシュバックなどの症状は、周囲の人の目にはわからない。だから、風邪で言えば、三八度五分くらいのしんどい状態などと説明することもある。身体の病気にたとえると理解してもらえることが多い。

第1章、第2章、第3章で書いたような、トラウマとトラウマ反応の知識があるとさらに役に立つ。急にパニックになったり、怒り出したりする人に、トラウマがあるとわかれば、その人の苦しみや言動の変化の原因が理解できる。そうすると、不要な誤解や衝突を避けることができる。周囲の人が、気づき、わかることが何よりも大切なのだ。

「忘れなさい」「気にしないように」と言わない

正しいのだけれど、絶対に言ってはならない言葉がある。「忘れなさい」「気にしないように」という言葉だ。たしかに正しい言葉である。だが、忘れようとしても意志に反して思いだされ、忘れられないのがトラウマ体験である。気にしないようにと言われても、繰り返し思いだされ、気にせざるをえないのがトラウマ体験である。だから、「忘れる」「気にしない」ことが大切とわかっていてもできない。できないことをアドバイスするのはよくない。それだけではない。「忘れることができない」「気にしないことができない」自分は、「ダメな人間」だと責められているようにも感じられる。

「忘れるのが一番いいとわかっているけど、忘れられないのがトラウマ。さて、どうしたらいいかね……」「今すぐに忘れることはできないけれど、長い目で見ればジワジワと色あせて忘れていく。でも今どうしたらいいかは、なかなか難しいね。何かいい対策はないだろうか……」などと、僕は話すことが多い。

忘れられないものであるという基本を押さえないと、アドバイスが逆にその人を苦しめるものとなる。気をつけて、どうか心してほしい。

●「強くなりなさい」と言わない

それと同時に「強くなりなさい」と言うのもやめてほしい。その人がいつも不安や恐怖を感じ、恐い出来事を思いだすのを回避しているのを見ると、「弱い人間」のように見え、つい「強くなれ」と言ってしまうことがある。「世の中には大変なことがたくさんある。こんなことに負けてどうするんだ。強くなれ」と言ってしまうのである。だが、それは違う。その人たちは、トラウマ反応によるフラッシュバックや回避に苦しんでいるのであり、心が弱いのではない。心の傷から血が流れているのだ。身体の傷であれば、血が流れている時、「強くなれ」とは言わないであろう。それと同じだ。

それだけでなく、「強くなれ」という言葉は、その人の「自分の心が弱いのだ」と思う気持ちを強め、心の傷を深くしてしまう。心が強い弱いという問題ではなく、心の傷による痛みなのだと理解する。目に見えない心の傷が見える支援者になってほしい。それが出発点だ。

声の大きさや話し方に気をつける。怒鳴らない

熱意を込めて話すとき、つい大きな声になることがある。いくらよいことを話していたとしても、大きな声はそれだけで、当人には注意された叱られたと感じられ、肝心の話の内容が入らないことが多い。虐待などではだいたい大きな声で怒鳴られたり叱られたりするものである。それが記憶されていると、大きな声やきつい口調はそれだけで、つらい記憶を思い出させる引き金になる。だから、大声には注意が必要。普通の会話の

ときのような話し声がよい。特に注意する時はそうだ。落ち着いた声で「いけない」「ダメです」などと話すのがよい。そのほうが注意したい内容が入る。支援をする人はつい力が入りやすいので、気をつけてほしい。

言わなくてもよいかもしれないが、怒鳴らないということも大切だ。怒鳴り声だけで、フラッシュバックして固まる人がいる。

特別支援学校高等部に入学後、自閉スペクトラム症の男子がパニックを頻発するようになった。自閉スペクトラム症の人は環境の変化が苦手だったり、感覚過敏があったりするので、新しい環境に反応しているようにみんな思った。しかし、中学校のときと教室のにぎやかさは変わらないという。「どんな音や声でもダメですか？」とたずねてみた。担任の先生はしばらく考え、ハッとして「『うー』とか『わー』という声でパニックを起こします。怒声やうめき声のように聞こえる音や声です」と話された。そして、彼には虐待に近い養育を受けた過去があり、『うー』とか『わー』という怒声やうめき声によって恐かった出来事がフラッシュバックして、パニックを起こしていることに気づいたのだ。パーテーションと耳栓で、彼のフラッシュバックはずいぶん楽になった。大きな声はどのようなものでもだめなのではない。怒りや恐怖などの陰性の感情のこもった大きな声がよくないのである。楽しい雰囲気、愉快な雰囲気での大声や歌声は心地よいことが多い。ただし熱意のこもった声は怒っているように伝わりやすいので、注意したい。

トラウマを話してもらうか、話してもらわないか

第5章でも少し書いたことだが、今度は支援する側の視点から書いておきたい。

トラウマの支援において、「トラウマを話してもらうか、もらわないか」ということを、明瞭に意識させたのは、一九九五年の阪神淡路大震災であった。欧米から現地に支援に入った人たちは、被災した人たちに体験を言葉で表現することを促した。当時は、それがトラウマを癒すために大切だと考えられていた。欧米では有効だと考えられていたアプローチであったが、日本の被災者や支援者には戸惑いが感じられた。つらい体験は言葉にするよりも、心の中で傷が癒えていくのを待つのが自然だと感じたからである。

「トラウマを言葉にすることを求めるか、求めないか」という問いは今でもある。

僕の考えは、それは本人の選択することで、支援する人が決めることではないというものである。言葉にすることによって、恐い出来事を明確にし、そのことを受け止めていくこともある。しかし、恐い出来事を言葉にしないままに、そのつらさを受け止めていくこともある。さらにもう一つは、当初は恐い出来事を話すことはなくても、それ以外の何か、雑談とかをしているうちに、しだいに言葉で話されるようになるということもある（前述した「ながら」コミュニケーションもその一つである）。実際は、この三番目が、一番多いように思う。当初は言葉にするつもりはなくても、信頼関係ができると、ある時、言葉になることがある。しかし、その際も、話す主導権は本人の側にあること、話し過ぎると後で苦しくなる場合もあることなどを伝えておく必要がある。

二〇一一年の東日本大震災では、こころのケアチームの一員として避難所を回らしていただいたことがあった。最初は、筆舌に尽くしがたい体験やこころの悩みを口にされる方にお会いすることは少なかった。だが、ひとたび側にすわり、脈拍や血圧を測定しながら、体調をたずねたりすると、体のつらさや、避難所での生活の不便さの話などが出てくる。健康相談、生活相談の合間に漏らされる言葉に耳を傾け、その奥にある体験を想像する。そのつらい体験を想像しながら、健康相談、生活相談を続けると、顔なじみになる。それが大切ではないかと感じた。

言葉にすることが馴染《なじ》む人もいれば、言葉にすることが馴染まない人もいる。そしてゆっくりと言葉にしていくのが馴染む人もいるのである。それは、いずれがよいという問題ではない。支援は、その人を変えるためのものではなく、その人がその人らしく生きることを支えるものである。自分の価値観や考え方を押し付け、その人を変えるものではない。もちろん、支援を受ける中で、変わっていく人たちはたくさんいる。

「簡単にはわからない」から出発する

トラウマに苦しむ人と話し合う端緒をつかむとはどういうことだろうか。次に紹介するのは子どもを怒り出したら止められないと母親から相談を受けた例だ。このような相談は、決して少なくない。親は自分の子どもをひどく怒るということを、心のどこかでこれではいけない、何とかやめたいと思っていることが多い。だが、怒りだすと止まらないのだ。そういった状況にブレーキをかけるのは、決して簡単ではない。まず、その気持ちを受けとめることから支援は始まる。

〈事例〉子どもを怒りはじめたら止まらないという若い母親

若い母親が、「子どもが、健診で発達障害の可能性があると指摘されたが、恐くて病院には連れて行けない」と相談にやってきた。そして研修医（若い修業中のお医者さん）に、「自分でもよくないとわかっているのだけれど、子どもを怒りだしたら止まらず、抑えられないんです。私自身が子どもの時に親に叩かれて育ち、自分の子にはあんなつらい思いはさせたくないと考えていたのに……」と涙を流しながら話した。そこで、研修医は「お母さん、わかりますよ。何よりもゆとりが大切です。ゆとりを持って子育てをすれば、大丈夫ですよ」と話したら、母親は急に「あなたに何がわかるのですか」と怒りはじめたという。研修医は、母親の気持ちに共感するつもりで、「わかりますよ」

と言ったのだが、母親はその言葉に怒ったのである。「どうしたら、よかったのだろうか」とたずねられた。幸いなことに母親は研修医への信頼を失ったというほどではなく、また相談にやって来るという。

僕は、「きっと、簡単に『わかりますよ』と言われ、『ゆとりを持って』と言われても、お母さんはわかってもらえたとは感じなかったんだね」とアドバイスし、「わかりますよ」と話す前に、母親の毎日の生活を具体的に、詳しくたずねてみたらどうかと話した。

例えば、三歳の子どもに発達障害の可能性があり、母親にあまりなつかず（発達障害だと母親への愛着の形成が少し遅れることがある）、話しかけても反応が乏しく、落ち着きなく歩きまわっているとしたら、母親はどんな気持ちになるだろうか。

さらに、夫（子どもの父親）は仕事が忙しく、毎日遅く帰るのだとしたら、子育てを手伝ってもらうこともできないし、困っていることを相談することさえできない。その上で、母親の両親も遠方でほとんど関わりがないとしたら、母親は、家の中で、毎日、子どもと二人でほとんどの時間を過ごし、たった一人で、子どもに向き合っていることになる。

この母親にゆとりを持てと言っても、非現実的だ。夫や親の協力はあるか、家で母子が二人でいる時間とその時の様子や、家族以外の知人や友人と話したり会ったりしているかなど、子育ての状況を一つひとつ具体的にたずねていったとき、母親の日々の生活の細部がしだいに見えてきて、その時、初めて母親の苦労がいくらかわかる。それだけでなく、母親自身も子ども時代に虐待に近い体験をしていたとしたら、その頃の記憶がフラッシュバックしてきて、母親自身が体験したことを子どもにしてしまうというような場合もある。

そんな生活や体験の細部（実はこの細部がとても大切なのだ）が見えてきたとき、はじめてそのしんどさに心を揺すぶられ、しみじみと「お母さん、大変ですね」と労《ねぎら》うことができる。支援はそこからはじまると思う。研修医には、「ゆとりを持って」という抽象的な言葉ではなく、具体的に保育所利用などを含めた子育て支援や育児サークルなどを利用することはできないか、などを一緒に考えたらどうだろうかとアドバイスした。

研修医は、生活について、改めて具体的にたずねてみると母親の苦労がよくわかり、「自分が母親の立場だったら、同じように疲労し途方にくれてしまうだろう」と思ったという。その個人の生活の隅々にまで想像を巡らせると、苦労がしみじみと感じられることが少なくない。

●共感するって難しい

その人の気持ちに共感することが大切だと言われる。だが、「その気持ちわかりますよ」という言葉で、表情が明るくなる人は少ない。自分が長く苦しんできたことが、そんなに簡単にわかるとは思えないし、自分の苦しみが薄っぺらいものと受けとめられたように感じることもある。話を聞いていて、「本当に大変だなー」という気持ちが湧いてこないときに、「わかりますよ」という言葉は使わないほうがいい。

人の心は簡単にわかるものではない、という謙虚な姿勢で出発したい。その人が現実に毎日をどのように過ごしているかを、具体的にたずねていくと、はじめてその人の困っていることがわかることが少なくない。「こんな感じ?」「こんな気持ち?」などと、少しずつ確かめたり想像したりすることも大切である。具体的に聞いているうちに、その人の悩みや苦しみが伝わってきて「大変だなー」という気持ちが湧いてくる。それが共感というものだろう。そう考えると、相手の気持ちに共感するってとても難しいことだと思う。共感するには、安易にわかった気持ちにならない、簡単にはわからない、というところから出発することが大切なように思う。

「密室」が、人間関係を苦しいものにする

夫婦（恋人）間の暴力や、親子間の暴力、高齢者への暴力という現象を見るとき、空間が閉じ密室になる時が恐いと思う。限られた狭い空間で二人の人間（あるいは三、四人の家族）が長い時間を過ごすことを、自分をその中に置いたつもりで想像してほしい。互いが相手の些細《ささい》な言動に敏感になって、傷つけ傷つく、怒らせ怒る、相手が悪いと他罰的となったり、自責的となり後悔したり、仲直りをしたりまた争ったり、そんな繰り返しが起こってくるであろう。場が関係に影響を与えるとでもいうのだろうか。ある場面に身を置くと、スイッチが入り、些細なことで感情的になって傷つけあったり、怒らせあったりしてしまう。傷が癒えないままに新たに傷ついて、互いの言動に対する感覚はますます過敏となる。これが力関係が対等ならまだよいのだが、強者と弱者という関

係の中で起こると虐待やＤＶのような形になって現れてくることがある。

そのような視点で考えると、密室性を少しでも減らす、すなわち、扉が外に開かれることが重要となる。家であれば、誰かが来たり、そこから外に出たりというようなことが、些細なことではあるが、場の密室性を和らげる。

家が密室になったとき、子育てに疲れた親が、自分の感情を抑制できず、虐待をしてしまうことがある。親自身も気を付けなければならないが、密室に外の風を入れ、疲れた親を支える支援が必要となる。各地で整備されてきている、さまざまな子育て支援が充実していくことが望まれるのである。

虐待する親や大人は、自分とは違う、凶悪な人間だと考えるのは多くの場合間違っている。虐待する人の多くは、子育てに苦労している普通の人間であることが多い。また虐待という言葉を使うことによって、親や大人が頑《かたく》なになり、事態がより深刻になることもある。

心理的にも、経済的にも、時間的にも、空間的にも、余裕がなくなった時に、虐待は起こりやすい。生きていくのが厳しくなれば、支援する立場の自分の中にも虐待をする可能性があるという視点、すなわち虐待する親と自分は、決して異なった存在ではなく、連続したものであるという視点を持って、支援にあたりたい。その時、はじめて情の通い合う支援ができると僕は思う。

止まった時間に気づく

トラウマの支援において、その人の生活自体を支援することが欠かせない。生活というのはその人が行きている基盤であり、生活が安定すると、トラウマも癒えていきやすい。

次に紹介するのは、僕たちがチームで取り組んだ例だ。

〈事例〉　体重減少が長引いた二〇代後半の思春期やせ症の女性

女性は、小学校高学年の時、太っていることでいじめられ、中学入学までにやせようと決意し減量をはじめた結果、中学の終わりには、ずいぶん体重が減っていた。思春期やせ症（摂食障害）と診断され、いくつかの病院で治療を受けたがよくならず、二〇代後半で、入院治療をすることとなった。入院中は、食事量を話し合って決め、食べていくという方針（行動療法と呼ばれている治療）を実行し体重は回復するのだが、不思議なことに帰宅するとあっという間に体重が減り、再入院を繰り返した。「なぜ退院したらすぐに体重が減るのだろうか？　入院が本当に役に立っているのだろうか？」と医療スタッフは考えた。だが、よくわからなかった。それで「一度、家に訪問してみよう。本人の生活している場を見ると、何かわかるかもしれない」ということになった。

数名で訪問をした。家は海沿いの人気の少ないところにあり、同年代の子どもと遊ぶ機会が少なかっただろうと思われた。特別に変わったところのないごく普通の家であった。

だが、彼女の部屋は不思議な雰囲気であった。壁には、小学生時代の芸能人のポスターや付録のカレンダーが飾ってあり、机、椅子、本棚の雑誌や漫画などは、小学校高学年の時のままであった。一昔前の小学生の部屋に入った感じであったのだ。その時初めて、小学校高学年でいじめを受け、やせ症が始まった時から、女性の時間が止まっているということに気づいた。大きなトラウマは時間を止めてしまうことがある。長い間、女性の社会的な時間は止まっていたのだ。

僕たちは、診察室や面接室の中から、その人の生きてきた歴史や生きている生活を想像しようとする。それが大切なことであるのは言うまでもない。しかし、その人が生きている土地や家に行って初めてわかることがある。彼女の部屋を見た瞬間に、彼女の小学校高学年の時に受けたトラウマ体験の深刻さと、それによって時間が止まったことがわかったのである。

それから僕たちは、女性の止まった時間をもう一度動かせないかと、生活に目を向けるようになった。たとえばファッションなどで、年齢相応の感覚が育っていないことがわかったので、スタッフと一緒に年齢相応の若者向けの洋品店に買物に行ったりした。料理が苦手だったので一緒に料理の練習をしたりもした。そのような中で、女性の止まっていた時間が、再び動き始め、長い間、女性を苦しめていたやせ症が快方に向かったのである。

●生活を支援する

症状は、それ自体がそもそも苦痛なものであり、症状を和らげたり取り除くことが、治療の目標となることが多い。だが、最終的な治療の目標は、症状の後ろにある生活が少しでも質の良いものとなることである。実際、治療により症状を和らげたり取り除くことは困難な場合があるが、生活が少しでも良いものとなることは可能なのだ。「症状よりも生活を見る」というのは、実は支援の基本でもある。生きている環境や生活が少しでも良いものとなるように、一緒に考えることはできるのである。

希望を紡ぎだす

次に紹介する男性は、出会ったときは「どうしたらいいのだろうか。もう、どうにもならないのではないだろうか」と悩んでいた方である。でも父親の理解を得て、危機的な状況を乗り越えていった例で、希望の大切さを教えてもらった。

〈事例〉人生に絶望し「死にたい」という気持ちに苦しんでいた二〇代の男性

男性は父親とともにやってきた。「死にたいという気持ち、リストカット、大量服薬などがあり、パーソナリティ障害と考えます」と紹介状に記されていた。それだけでなく、中学校三年生の時に、一年間、激しい「いじめ」を受けたことも記されていた。診察で彼は、「普段は、ボーっとしているんです」「何を見てもピンとこない。喜怒哀楽がない」というような症状を話した（第3章で説明した解離症状、離人症状と考えたらよい）。「ボーっとした感じが晴れることは？」とたずねると、「海辺にいるときと、古本屋にいるときが、少し楽……」と話した。場所が具体的なのが心に残り、何か迷いのようなものがあると感じた。僕は彼の目を見ながら、「僕の勘違いかもしれないが、本当は何か困っていることがあるのではないか。もしよかったら教えてくれないか？」とたずねてみた。彼は、僕をしばらくじーっと見つめていたが、「少し話が長くなってもいいですか……」と話しだした。

彼の話を要約するとこんなことだ。

「幼い頃から生物や理科が好きで、科学者になって研究をしようと思っていたが、中学の途中で激しいいじめを受け、それ以来、同級生や教師を信頼できなくなり、学校に行けなくなった。それとともに成績も下がり、これからどうしたらよいかまったく分からなく絶望的な気持ちになっている。いじめのことを今でも思い出し、いじめさえなければと腹が立ったり、情けなくなったりする。しかし海辺では図鑑に載っていたとても珍しい生物を見つけた時のことを思い出す。そのときのドキドキした感じがよみがえる。古本屋では、科学者になろうと思って、たくさんの本を立ち読みしていたときのワクワクした感じを思い出す。元気な時の自分を思い出す」と。

つらいこともあったが、ワクワク、ドキドキする体験もあることがうれしく、この記憶を生かせないだろうかと思った。

長い話を聞き終わった後で、僕は「あなたは、もうこれから先どうにもならないと思っているのではないの?」とたずねてみた。「いろいろと考えたけれど、研究者になるために目指していた大学には入れそうにないし。他の仕事は考えたことないし……。いつも、あれこれ考えて、どうしてこんなことになったのだろうと思ったら、ボーっとなってしまう」と彼は答えた。彼は何とかしたいという気持ちと、あきらめるしかないという気持ちの間で、揺れ動き悩んでいる、と感じた。高校を卒業して既に二年が経《た》っており、時間が経てば経つほど事態は悪化するだろう。それだけでなく何より、今、彼の中にある何とかしたいという気持ちを応援したいと思った。

●希望はないか

少し間をおいて彼に、「しかし、あなたの人生はまだまだこれから。これから何かできないか、一緒に作戦を練らないか」と提案した。彼は不思議そうな顔をした。「まずは大学に入学、それから研究。研究は実力勝負だからね。今のままの君で、勉強しなくても入学でき、君の好きな研究ができそうな大学はないだろうか？　進路相談できる人は？」とたずねると、高校の先生の名前が一人挙がった。

父親には次のように説明した。「彼は、これからのことをいろいろと考え、どうしたらよいかわからず混乱し、苦しんでいます。このままでは、考えすぎて、より深い苦しみの中に入り込んでしまうでしょう。思い切って、大学に入り、そこから考えてみるというのはどうでしょうか？　彼には不本意かもしれませんが、今の彼が無理をせずに入れる大学を探し、その大学で、元々の夢であった研究者の道を少しずつ模索するというやり方はどうでしょうか?」と話すと、「確かにそれが、一番、現実的ですね。とにかく今の状態から抜けださなければいけないと思います」と父親も理解を示してくれた。

彼は、父親が高学歴を期待していると感じていたし、自分自身でも高いレベルの大学に入って優秀な研究者にならなければと思い込んでいた。学校に行けなくなり学校の成績が落ちた時、彼は描いていた自分と現実の自分とのギャップに苦しみ、混乱した。高いレベルの大学に入ることはできないのが現実でも、大学のレベルを落とすことは考えられなかった。描けない自分の将来を考えては、絶望的な気持ちになっていた。死にたいと思う気持ち、リストカット、大量服薬などは、そんな時に起こっていたのであろう。「学校のレベルを落とし、目標としていた研究者を目指す」ことは、彼の目標を「半分を捨て、半分を生かす」というものに変えるということで、彼が自分の目標に折り合いをつけるということでもあった。「難関大学に入学」し、「優れた研究者になる」を、「入れる大学に入学」し、「優れた研究者を目指す」に変更したのである。

その後は、現実的な進路などの話を数回した。高校の先生は親身になって相談に乗ってくれ、本人と家族から見れば、かなり「レベルを落とした大学」への進学を決めた。

不思議なくらい症状はなくなり、家でも落ち着いて過ごした。大学入学後は、アルバイトやサークル活動を楽しみ、一段と元気になっていった。

●困っていることをたずねてみる

若者というのは、悩みや苦しみを自分から話し出すことは少ないものだ。そんなとき何となく支援者は、「この若者の悩みや苦しみは、まだモヤモヤしていて、本人は気づいていないのだ」と思いやすいが、実際は、はっきりと悩みや苦しみやその原因を自覚していることが少なくない。若者に、「何か悩んでいることがあるのではないか。何か困っていることがあるのではないか。あるかないかだけでも教えてもらえないか」ときちんとたずねることは大切である。意外なほどにたずねられていないのである。困っていることは、自分の心の中に閉じ込めておけばおくほど、解決の糸口を見つけにくくなり、諦めや絶望になりやすい。どこかで、誰かに、話すことが必要である。「どうにもならない」と思っていた自分の人生に、「もしかしたら」という希望を抱く。このことに意味がある。現在の暗闇から抜け出すための灯となる、実現可能な希望が、元気になりたいという前向きな意欲を生み出すのである。また、困っている状態から、安全に下りる道を探る、という発想を、いつも大切にしたい。

トラウマを癒す環境こそが支援

トラウマが癒えるのに、何よりも大切なのは、本人にとって望ましい人との関係や環境を提供することである。トラウマをもつ本人が、安全で安心と感じられることが何よりも大切である。またそのためには、一人だけでの支援では不十分で、複数の人がネットを張るように安全感・安心感を提供するということが大切になる。

〈事例〉 意識消失などの症状で救急受診を繰り返した中学二年の男子

この男子は頭痛や吐き気を訴えた後、意識を失い、夜間救急を受診した。意識は回復したものの頭痛などが残り、救急と脳外科で精査したが異常はみつからなかった。心因性（ストレス性）を疑われて精神科に紹介されたが、男子は表情硬く無言だった。「何か困っていることは？」とたずねても返事はなかった。付き添いの母親が、学校の授業から抜け出して行方不明になり、何とか発見されて教師にきつく注意された後だったと話した。母親も多くは話さなかった。

一カ月も経たないうちに、今度は、鎮痛剤の大量服薬で救急受診した。精査と身体処置を受けたのち、再び精神科を受診した。その時も男子は無言だった。本人と母親から別々に話を聞いた。男子は問いかけに頷《うなず》く程度だったが、母親は、「このところ夜遅く、家から出ていくので叱った。そうすると大声を出したり物を壊したりして荒れ、今回は、以前もらっていた鎮痛薬を大量に飲んだ。この子は継父との関係が悪い。子どもたちは継父に、些細なことで殴られていたので、今はまったく継父と話をしなくなった。

姉は、反抗して家を出て、遠くの祖父母のところに行ったまま帰ってこない。この子はあまりにも言うことをきかないので、私も叩《たた》いたことがある。ただ、私とはまだ話がいくらかできて、時にはべたっとひっついて甘えてくる時もある。私もどうしたらいいのかわからない」などと話した。確かに待合室で待っている二人の姿は、ある時は寄り添ってニコニコと話し、ある時は遠く離れて別人のように座っているという、毎回、予想できない座り方であった。学校でも問題が起こっていたが、家庭こそもう崩壊寸前の状態であった。「こちらだけでなく、児童相談所へも相談してみましょう」と提案すると、「以前、虐待ではないかということで何度か呼ばれたが、最近は行っていなかった」という。

そのようなことで、本人の同意のうえで、通院での診察と心理士との面接がはじまった。通院は、連絡なしのキャンセルや予定変更が続き、不定期であった。ただ「問題」（といっても彼にとっては必死の行動であろう）は頻発し、いつも対応に苦慮した。家出や自傷を何度か繰り返し、家出の際は数日間から二週間程度の間、どこにいたのかわからなかった。家出や盗みなどで何度か警察にも呼び出されたが、そこでも全く無言であった。

僕には「何かしたら、いつも叱られるばかりでつらい」など短く話してくるのだが、彼の気持ちや考えをたずねるとやはり無言であった。現実に叱らざるをえないような「問題」が頻発するので、母親や教師との関係はますます難しくなっていった。

●ネットワークで支援する

休みがちな上、居場所となる家庭も崩壊寸前で、学校も対応に苦慮していたが、親と児童相談所と学校と病院が集まってミーティングを続けた。その中で、家や学校での様子や、児童相談所の関わりなどを話し合っていると、彼が何に反応して揺れ動いているのかが、少しずつ見えてきた。「きつい口調で話される」だけでフラッシュバックが起こり、混乱し被害意識が先鋭化して、さまざまな行動を起こしていることがわかった。そしてその行動を注意されたり叱られたりすると、ますます混乱するという悪循環におちいっていることもわかった。

そこで、僕たちは、彼は周囲の人が恐く、大きな声はそれだけでフラッシュバックを起こすので、できるだけ、普通の口調で注意しようと考えた。「よくないこと」「悪いこと」は短く簡潔に注意することにした。そして、彼は料理に興味があり将来調理師になりたいという夢があったので、母親には、一緒にスーパーに買い物に行き、夕飯を一緒に作ってみることを勧めた。学校では、顔をみたら軽く「元気か？　困っていることないか？」と声をかける。もし、困ったことがありそうだったら、時間を作って話を聞くことになった。家庭科の教師は、調理実習で彼のアイデアをとりいれてみようと考えた。

そしてしんどい時には保健室で休めるようにした。児童相談所は、彼と母親を応援したいという気持ちをもう一度伝え、特に母親を支援しようと考えた。僕らの方は、診察で本人の言い分を聞き、心理士は、彼の好きな音楽や漫画などの雑談を手がかりに面接を続けていくことにした。心理士は、好ましい男性のお手本になるような若者であった。彼の日々の生活が安全で安心なものとなるように、彼を支えるネットワークを組んだのである。

彼に変化が現れたのは、翌年三年生に進級したころだった。「皆でカラオケに行った」「休日に皆で街に買い物に行った」などという言葉が時折出てくるようになり、友だちができはじめているのを感じた。表情も明るくなり、「楽しかった」「面白かった」と話した。不思議なことに、この友だちグループでは、安定した関係がもてているようであった。はじめて彼に居場所ができたのである。それとともに、彼の逸脱した行動は少しずつ和らぎ、診察でも今後の進路や将来の希望などを話すようになった。そして、友だちと一緒の高校に進学し、週末にはアルバイトをするようになった。

彼にはまだ対人関係、感情、行動の不安定さが残っている。しかし、家庭と学校に護《まも》られ、友だち、仲間、居場所を得ることによって、状況は改善されていった。高校生になり、いくらか不安定さは残るものの、家庭でも学校でも大きな問題は起こさなくなっている。

トラウマをもつ人たちを支援するときには、彼らの生きている環境が安全で安心なものとなるように、周囲の人間が連携し配慮することが大切となる。経済状況なども含めて、生活の基盤がもろい人たちほど、家族だけでなく、多職種でのチームや多施設のネットワークが必要となる。人や施設それぞれによって、できる支援は異なるが、いくつかの支援が彼らに向かって伸びたとき、それはネットとなって彼らを支えるものとなる。その際、人や施設はいくらか緩やかに連携するのがよい。彼らの揺れ動きに対応するには、ネットにしなやかさや粘り強さが求められる。トラウマが癒えないうちに、次のトラウマが加わるということを繰り返しているうちに、トラウマは複雑となり、大きなものとなる。ネットワークを維持することは、決して簡単なことではないが、安全で安心な環境を提供し続けるなかで、はじめてトラウマは癒えていくのである。

●「ところで、この若者の良い所は？」

若者が心配な行動をとるとき、関係者の人が集まってミーティングを開く。いわゆる「問題行動」（若者にはそれなりの言い分や考えがあることも多く、誰にとって何が「問題」かといつも考えなければいけないが）や精神症状をきっかけに開かれることが多い。そのためミーティングは、「問題」や症状が話題になり、それに対してどうするか、という議論になりやすい。その際は、ネガティブな側面が注目され、「問題」への対策が共有される。それは若者の安全を護るという意味があり大切なのだが、それだけでは、人が集まった価値がない。

僕は、ミーティングの後半で、「ところで、この若者の良い所はどんなところだろうか」と話題を切り替えるようにしている。それぞれの人が感じている良い面、良い表情や笑顔が出た瞬間を話してもらう。先の男子であれば、「料理」や「音楽」「漫画」であった。「あの話題になるとイキイキする」「あの人の前ではよい笑顔が出る」などのことがわかり、それを共有することが大切になる。それが、その若者が将来、社会の中で元

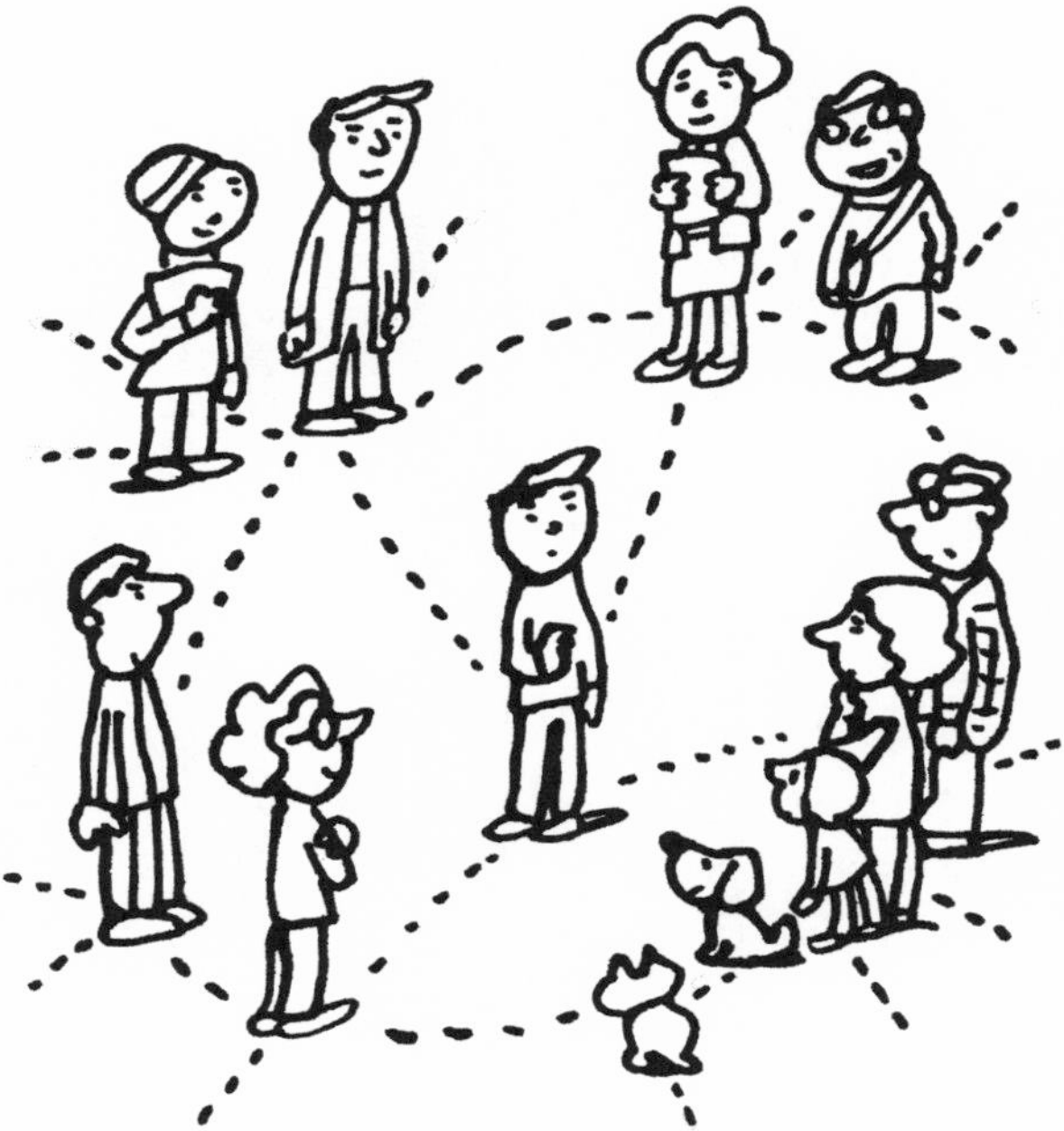

緩やかなネットワークに支えられる

気に生きていくヒントを与えてくれる。若者の中にあるポジティブなもの（伸びていってほしいもの）を見つける目こそが支援では求められているのだ。そもそも支援とは、その人の良い笑顔やイキイキとした表情が増える方向に向かうものである。そのために情報を共有する。それが本当の意味でのネットワークの価値だと思う。

●支援者がダウンしない支援を考える

ネットワークを作る際には、トラウマをもつ人は、支援してくれる人をなかなか信頼できず、安定した関係を築くのが苦手であるということを認識しておく必要がある。そのため、ある人をほめたかと思うと別の人をけなしたり、それがまた反転したりと、不安定になりやすい。実際、必要な支援を自ら拒否し、支援が切れたりしやすい。だからこそ、彼らの、ほめたり、けなしたりなどの言動に一喜一憂せず、生活場面の、具体的な支援を粘り強くやっていく必要がある。生活がしだいに安定してくれば、落ち着いた関係がもてるようになる。生きる基盤を整えることが、実は大切な心理支援をしていることになると思う。

その際、何よりも大切なのは、直接、支援している人が、孤立したり疲弊したりしないように、ネットワーク全体でバックアップしていくことである。支援する人には心理的な負担がかかりやすく、時には心身を疲弊させたり壊したりすることもある。「トラウマを抱える人たちを支援するのは、なかなか難しいことなのだ」と皆で認識し、誰かに負担がかかりすぎていないかなど、ネットワークが綻ばないように、常に気を付けておく必要がある。

トラウマは人の中で癒える

ここまで読んでいただいて、読者も気付かれたことであろう。トラウマの要因が人災であっても、自然災害であっても、他人に対する敏感さと不信をもたらしやすい。人と仲良くなりたいのだが、人との距離が近くなると恐い。しかし、離れていると寂しくて、孤独である。そんな時は、熱く語りかけてくる人やぐいぐい引っ張る人は負担になりやすい。しかし、ドライでさっぱりしている人が助けになるわけでもない。トラウマをもつ人には、しつこくない温かさ、押しつけがましくない、ほんのりとした温かさがよいようである。

　トラウマをもつ人も支援する人も、話すならまずはトラウマ以外のことがいい。トラウマについて話すのはタイミングを見て最小限にとどめたい。話すとしても、手を動かしながら、体を動かしながら、何かをしながら、その合間に話すのが、よいことが多い。トラウマをもつ人が支援をする人を、信じられるかどうかと疑ったり確かめたりするのはできるだけ避け、何かをしながら話しているうちに、その人と会うのが当たり前になる。そんな感じで、関係が作られていくのがよい。関係そのものを作ろうと思って会うのではなく、何かのために会っているうちに関係ができるのがよい。

　トラウマをもつ人には居場所が大切である。趣味のグループなどの周辺でそっと座っている場を得るのもいい。人の中にいて、話さなくてもそのグループの一員と思われ、自分自身もそう感じられる場ができたらいい。にこにこして座っているだけでいい。そのような場の中で、人の中にいる自分を感じられるようになることが大切である。少し淡い接触のほうが、無理がかからなくて長続きする。自分のいられる場を一つ二つ持つだけで違ってくる。薄い関係からはじめるのだ。そのような関係がもてる人や場を大切にしたいし、できたら提供したい。熱い風呂に短く入るよりも、少しぬるめの風呂にゆっくりと入り、体をほぐし、体の芯を温める感じである。そのような人や場の中で、トラウマは少しずつ癒えていく。心のいたみは癒えていくのである。

最終章　ヒロシマ――僕のトラウマから、僕らのトラウマへ

ヒロシマは人類史上、初めての原爆を体験した。一瞬のうちに多くの人が亡くなり、その年の内に一四万人が亡くなったと推定されている。街は破壊され焼け野原となった。生き延びた人たちは原爆症などの後遺障害に苦しんだが、同時に多くの人たちがトラウマに苦しんだ。そのような人と街を見ながら育った人間として、人々がどのようにそのトラウマを癒《いや》そうとしたか、書いてみたい。もちろん、たくさんの運動や活動があり、僕が書くのはほんの一部分だ。

原爆と広島カープ

僕は、広島の原爆ドームの近くで生まれ育った。生まれたのは終戦から七年後、焼けてグニャッと変形したガラス瓶や、焼けこげた釘《くぎ》や金属などが、まだ街のいたるところにあるのが当たり前で、誰もそれを不自然には思わなかった。子ども時代には、八月六

日は必ず母に連れられて平和記念公園に行った。それ以外にも、母に連れられて宮島にある厳島《いつくしま》神社にお参りし、その後でいくつかのお寺に寄り、手を合わせたこともあった。子ども心に、お参りするのは一カ所でいいのではないか、母が何故《なぜ》いくつもの神社やお寺に寄るのか不思議であった。

一九四五年八月六日午前八時一五分、母親は原爆の直撃で当時の中学生であった弟を失った。ちなみに当時、学徒動員で建物疎開（空襲による火災の延焼を防ぐために建物を壊して空間をつくる作業）に動員されていた中学生（旧制中学校・高等女学校・国民学校高等科の一、二年生）は約八四〇〇人、そのうち約六三〇〇人が亡くなったという。早朝の用事で市外に出ていた母は、偶然にも直接の被爆をまぬがれたが、出かける母に手を振って見送った弟はみつからなかった。母はその後毎日市内を歩き回り、弟を探し歩いた。弟の手がかりは全くなく、名前だけが平和記念公園の慰霊碑に納められた。母自身も白血球の減少などに苦しんだ時期もあったが、「ミカンを食べて生き延びた」という。その時に見た広島の街について、原爆が落とされた日が近づくと短く話すことがあった。電車の中でたくさんの乗客が黒焦げになって亡くなっていた光景や、廃墟《はいきょ》と化した街の中でたくさんの負傷者が水を求めていたが、「水を飲ませたら死んでしまう」と言われていたので、あげられなかったことなど、本当に短いものであった。「この世のものとは思えない。その時見たものは忘れられない」と話した。原爆の日にお寺を回るときには、時折、母は弟のことを話した。その短い言葉を思い出すたびに、母がいくつかのお寺を回ったのは、失った弟のこととその時見た広島の街の光景を何とか心にしまっておこうとしたのではなかったかと、母が亡くなった後に気づいた。

父は爆心地の近くで被爆し倒壊した家の下敷きとなり、その後、身体の不調に苦しみ寝込むことが多かったが、死ぬまで一言も原爆のことは話さなかった。義母は学徒動員されていた女学生の妹を探すため、遺体を一つ一つひっくり返して確かめながら探し歩き回った。義父も街の中で家族親族を探し歩き、亡くなった親族を、自宅で火葬したという。写真家でたくさんの作品を残したが、「被爆した人を写真に撮ることはできない。それは原爆後の街を見た人間にはできないことだ」といつも話していた。義父が撮ったもので原爆に関わる数少ない写真の一枚は、街中に現存する神社の、被爆した狛犬《こまいぬ》の写真だった。義父が狛犬と自分を重ね合わせ、「えらかったのに、よう頑張ったのう」(広島弁）とエールを送っているように思えた。そして「市民の手で原爆の絵を残そう」（一九七四―七五年）という、自分の被爆体験を絵に残す運動に共鳴し、一枚の絵を描き残した。

原爆で破壊された広島の街には、原爆以前の過去、歴史を思い出す手がかりがない。小学校で郷土の歴史を習っても、中学校・高等学校で日本史や世界史を習っても、僕はそれを、過去から現在に繋がっている時間の流れの歴史として感じることができなかった。生まれた時にすでに祖父母は亡くなっており、街や家の中に過去にさかのぼるものを持たない僕にとって、原爆以前の出来事は、教科書や本の中に書いてあることであり、フィクションのように思えていた。一瞬でいくつかの町と人がまるごと消えてしまった、爆心地の賑わいや活気などは、僕にはまったく想像できなかった。流れる歴史を実感として感じるには、手がかりが必要なのだ。僕にとっての広島の歴史は、原爆後の街からはじまっていたのだ。

僕は初めて訪れる街に行くと、自転車を借りて街を二、三時間ぶらぶらとする。商店街を眺め、街中や公園のベンチに座り、喫茶店でお茶を飲む。その街を肌で感じたいからだ。終戦前に大きな空襲などを受けた街に行くと、街は立派に再建されているのだけれど、焼け跡に作られたであろう広い道と整然とした区画や、古い建物がなく、戦後に建てられたであろう家や建物など、時間の奥行がない街並みから、広島と似た雰囲気を感じる。活気があり魅力があるのだが、過去にさかのぼる手がかりがないのだ。

僕が子どもの頃の昭和三〇年代から四〇年代、父は夜、広島カープのラジオ中継を聞いていた。母も家事をしながら聞いていた。義父も義母も聞いていたそうだ。多くの広島の人たちが、夜はカープの試合中継を聞いていた。あまり勝たなかったが、「カープはダメじゃねぇ。また負けてしもうたねぇ」などと言いながら、試合のある日は毎晩聞いていた。僕の家は昔の広島市民球場の近くにあり、試合が終わった後の観客の帰り方でその日の勝敗が分かった。話し声も聞こえてきたが、道路脇にあるいろいろなものを蹴ったりする音が聞こえてきて、その音だけで勝敗がわかった。皆が勝つことを期待したが、負けることを繰り返した。今年こそはと期待し、裏切られるのだった。それでも、いつか優勝を夢見ながら、広島カープに自分の人生を重ねながら聞いていた。負けることが多いが、勝つ日もある。やがて優勝する日が来るかもしれない。負けながらも願いを託していた。

広島の挨拶は簡単だった。「きのうは、○○（投手）が打たれたよのう。今日は△△（投手）かのう？　今日は勝つじゃろうねえ」などとカープについて話せば、挨拶になった。カープを巡っての、グチやぼやきの一言二言が、お互いを支え合う大切な言葉となった。原爆に遭って、自分の健康や将来にも不安を抱き、毎日の生活も大変な中で、人々は原爆についてはあまり話さず、カープについて話した。日々、カープについて話すことは、人々が支え合いながら、それぞれのトラウマを癒すことでもあった。カープは、広島復興を、そして自分自身の復興を託した共有のシンボルだったのだ。

僕らのトラウマを癒す

「トラウマは人の中で癒える」と前章に書いた。それは一人のトラウマが、周囲の人たちの支えの中で癒えていくようなイメージである。だが、ヒロシマのように多くの人がトラウマを抱えているときは、トラウマのいたみは、分かち合うことによって癒えていくのではないか。言葉にするかしないか、何かで表現するかしないかは別として、互いにいたみをもっている存在であることを感じつつ、苦しみや記憶を分かち合い、助け合い、支え合う。僕のトラウマが僕らのトラウマとなったとき、はじめて癒えていくのではないかと思う。そして、一人ひとりのいたみはいくらか癒え、静かなしかし決意をもった平和や穏やかな日常への思いとなる。

それだけでなく、普通に生きているように見えても、「人は大なり小なりトラウマをもっている」と捉えると、助ける人が同時に助けられ、支える人が同時に支えられるという、助け合い、支え合いの関係のなかで、個々のトラウマは癒えるのではないか。トラウマを話す話さない以前に、気持ちのよい挨拶を交わす、そしてグチやぼやきの一言二言を交わしながら、それぞれの日々を過ごしていく……そのようなことの繰り返しのなかで、自分は一人ではない、自分の居る場所がある、自分は受け入れられている、という感覚が育《はぐく》まれる。それこそが癒える基盤というか、基盤という以前の土台のようなものになるのではないかと、僕は思う。

おわりに――過酷な体験を共有すること

本書は心のいたみ、トラウマを抱え、苦しんでいる若者や大人に出会い相談にのることが毎日の中で、何か少しでも助けになるものが記せないかと思って書き始めたものである。トラウマに苦しんでいた若者や大人が回復し元気になるのを見て、その経験を、今、苦しんでいる人たちに伝えたい。支援している人たちにも伝えたいと思ったからである。もちろんただ一つの正解があるという世界ではない。「あんなことがよかった。こんなこともよかった」というような話であり、そこに何か苦しさから抜け出るヒントのようなものがあればと思う。

本書を記し始めて、僕は自分の個人的なトラウマを思い出すようになった。それだけでなく、僕の親や親世代のトラウマを想像するようになった。僕の生まれ育った広島についての本を読み、伝え聞いていた親世代の原爆の体験を思い出し、そのつらい記憶を受け取った。読んでいるうちに、僕の頭の中にも原爆投下直後の広島の街がありありと浮かんでくるようになった。つらい記憶やフラッシュバックが伝承されたと言ってもいいのかもしれない。

過酷な体験の記憶は言葉になかなかできないものだ。だからこそ、ありありとした映像として伝える記憶やフラッシュバックは意味を持つ。そして受け取った人は、それを若い人たちに伝えていくことが大切なことではないかと思うようになった。過酷な記憶は周囲の人に伝え、共有され、受け継がれていくときに、はじめていくらか癒《い》える。そして人々の生きる知恵として、価値あるものへと反転する。新たな悲惨な体験への抑止力となる、それだけでなく、伝え、共有し、受け継ぐことが、親から子へ、親世代から子ども世代へとバトンタッチをしていく、大きないのちの繋《つな》がりというものを感じる機会ともなる。同世代の人たちと、互いに支え合う機会にもなる。

ヒトがまだ言葉をもたない生き物であった頃から、つらい記憶やフラッシュバックはヒトを危険から守ってくれる役割を果たしていたのではないだろうか。これまでの歴史の中でも力を発揮してくれていたし、現代でもその役割は大きいと思う。人はつらい過去を忘れることによってはじめて生きていけるが、同時に忘れないことによって大切なことを伝え、生き延びることができる。両者は相反するものではない。何を忘れ、何を憶えておくか、それが大切なのだ。

それだけでなく、つらい記憶やフラッシュバックは、生きている自分の、この一瞬の「今」がかけがえのないものであり、さまざまな偶然のうちに成り立っている価値あるものであることを教えてくれる。それは、大切にしないとふっと消えていくようなものでもあるという、「今」に対する気づきを与えてくれるものでもある。

執筆を終えるにあたり、これまでに出会ったたくさんの若者と大人たちに、そしてたくさんの先輩、同僚、後輩たちに心より感謝申し上げる。貴重なご助言を頂いた兵庫県立ひょうごこころの医療センターの田中究《きわむ》先生、川崎医科大学精神科学教室の村上伸治先生に、また編集の労をおとり頂いた吉澤麻衣子さんに、心よりお礼申し上げる。このような出会いの中で、トラウマが癒えていくのを感じる。

本書が心のいたみやトラウマを抱えている人たちにいくらかでも示唆あるものとなることを、そして周囲の支援する人たちにも何かのヒントになることを願ってやまない。

蟬《せみ》の声と晴れた青空のもと、ヒロシマの夏の朝に思いをはせながら

二〇一九年八月

《引用文献・参考文献》

第3章

中井久夫『いじめのある世界に生きる君たちへ――いじめられっ子だった精神科医の贈る言葉』中央公論新社、二〇一六年

第4章

西原理恵子『いきのびる魔法――いじめられている君へ』小学館、二〇一三年

マルセル・プルースト著、吉川一義訳『失われた時を求めて』岩波文庫、二〇一〇年

第5章

寺山修司『戦後詩』紀伊國屋新書、一九六五年

滝川一廣『学校に行く意味・休む意味――不登校ってなんだろう?』日本図書センター、二〇一二年

J・シュピーリ著、矢川澄子訳『ハイジ』福音館書店、一九七四年

バーネット著、羽田詩津子訳『秘密の花園』角川文庫、二〇一九年

第6章

加藤廣隆『カウンセリングにおける宗教性：アニミズム的汎神論的宗教性とトポス』創元社、二〇一七年

富田倫生『本の未来』アスキー、一九九七年
青木保『御岳巡礼　現代の神と人』講談社学術文庫、一九九四年
片倉もとこ『「移動文化」考――イスラームの世界をたずねて』日本経済新聞社、一九九五年
帚木蓬生『信仰と医学　聖地ルルドをめぐる省察』角川選書、二〇一八年
ヘンリー・モーズレイ著、神戸文哉訳『精神病約説』精神医学神経学古典刊行会、一九七三年
石川貞吉『神経衰弱及其療法』南山堂、一九一二年

最終章

広島平和記念資料館編『図録　原爆の絵――ヒロシマを伝える』岩波書店、二〇〇七年
清水將之編著、柳田邦男・田中究・井出浩著『災害と子どものこころ』集英社新書、二〇一二年

全章を通じて

神田橋條治、白柳直子『神田橋條治の精神科診察室』ＩＡＰ出版、二〇一八年
村瀬嘉代子『新訂増補　子どもと大人の心の架け橋――心理療法の原則と過程』金剛出版、二〇〇九年
村瀬嘉代子『ジェネラリストとしての心理臨床家』金剛出版、二〇一八年
中井久夫『徴候　記憶　外傷』みすず書房、二〇〇四年

中井久夫『新版　精神科治療の覚書』日本評論社、二〇一四年
星野　弘『新編　分裂病を耕す』日本評論社、二〇一七年
滝川一廣『子どものための精神医学』、医学書院、二〇一七年
鈴木啓嗣『子どものための小さな援助論』、日本評論社、二〇一一年
塚本千秋『明るい反精神医学』日本評論社、一九九九年
村上伸治『現場から考える精神療法――うつ、統合失調症、そして発達障害』日本評論社、二〇一七年
青木省三『新訂増補　思春期の心の臨床――面接の基本とすすめ方』金剛出版、二〇一一年
青木省三『ぼくらの中の発達障害』ちくまプリマー新書、二〇一二年
青木省三『思春期 こころのいる場所――精神科外来から見えるもの』岩波書店　一九九六
↓日本評論社　二〇一六年
青木省三著『僕のこころを病名で呼ばないで――思春期外来から見えるもの』岩波書店　二〇〇五年↓日本評論社　二〇一六年
青木省三著『時代が締め出すこころ――精神科外来から見えること』岩波書店　二〇一一年
↓日本評論社　二〇一六年
青木省三『こころの病を診るということ――私の伝えたい精神科診療の基本』医学書院、二〇一七年

ちくまプリマー新書

189 ぼくらの中の発達障害　青木省三

自閉症、アスペルガー症候群……発達障害とはどんなもの？　原因や特徴、対処法などを理解すれば、障害を持つ人も持たない人も多様に生きられる世界が開けてくる。

020 〈いい子〉じゃなきゃいけないの？　香山リカ

あなたは〈いい子〉の仮面をかぶっていませんか？　時にはダメな自分を見せたっていい。素顔のあなたのほうがずっと素敵。自分をもっと好きになるための一冊。

152 どこからが心の病ですか？　岩波明

心の病と健常な状態との境目というのはあるのだろうか。明確にここから、と区切るのは難しいが、症状にはパターンがある。思春期の精神疾患の初期症状を解説する。

169 「しがらみ」を科学する ——高校生からの社会心理学入門　山岸俊男

社会とは、私たちの心が作り出す「しがらみ」だ。「空気」を生む社会そのものの構造を解き明かし、自由に生きる道を考える。ＫＹなんてこわくない！

079 友だち幻想 ——人と人の〈つながり〉を考える　菅野仁

「みんな仲良く」という理念、「私を丸ごと受け入れてくれる人がきっといる」という幻想の中に真の親しさは得られない。人間関係を根本から見直す、実用的社会学の本。

ちくまプリマー新書

236
〈自分らしさ〉って何だろう？
——自分と向き合う心理学
榎本博明
青年期に誰しもがぶつかる〈自分らしさ〉の問題。答えを見出しにくい現代において、どうすれば自分らしく生きていけるのか。「自己物語」という視点から考える。

293
「対人不安」って何だろう？
——友だちづきあいに疲れる心理
榎本博明
友だちに嫌われることを恐れ、ホンネを出せない若者が多い。そこに巣くう「対人不安」のメカニズムを考え、人の目や不安を前向きに受け止めるヒントを説く。

262
レジリエンス入門
——折れない心のつくり方
内田和俊
人生には心が折れやすくなる時期がある。どうすればそれを乗り越え、成長できるのか。心の自然治癒力＝「レジリエンス」を高め、たくましく生きる方法を伝える。

317
ある若き死刑囚の生涯
加賀乙彦
キリスト者として、歌人として、生と死に向き合った死刑囚・１９６８年の横須賀線電車爆破事件の犯人純多摩良樹の後半生の壮絶な生き様を豊富な資料を元に描く。

336
ダイエット幻想
——やせること、愛されること
磯野真穂
モテたい、選ばれたい、認められたい……。ダイエットの動機は様々だけど、その強い思いで生きづらくなっていませんか？　食べると生きるをいま見つめなおそう！

ちくまプリマー新書

ちくまプリマー新書342

ぼくらの中《なか》の「トラウマ」――いたみを癒《いや》すということ

二〇二〇年一月十日　初版第一刷発行

著者　青木省三（あおき・しょうぞう）

装幀　クラフト・エヴィング商會

発行者　喜入冬子

発行所　株式会社筑摩書房
東京都台東区蔵前二‐五‐三　〒一一一‐八七五五
電話番号　〇三‐五六八七‐二六〇一（代表）

印刷・製本　中央精版印刷株式会社

ISBN978-4-480-68368-7 C0211 Printed in Japan